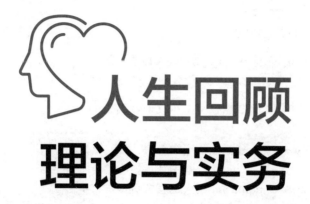

人生回顾
理论与实务

主　编　肖惠敏

编　者　（以姓氏笔画为序）

兰秀燕（福建省立医院）

孙丽军（厦门大学附属心血管病医院）

肖惠敏（福建医科大学）

张小玲（福建医科大学）

陈　英（福建医科大学）

人民卫生出版社
·北京·

图书在版编目（CIP）数据

人生回顾理论与实务 / 肖惠敏主编 . —北京：人
民卫生出版社，2022.7
ISBN 978-7-117-32721-3

Ⅰ. ①人… Ⅱ. ①肖… Ⅲ. ①临终关怀学 Ⅳ.
①R48

中国版本图书馆 CIP 数据核字（2021）第 277395 号

人卫智网	www.ipmph.com	医学教育、学术、考试、健康，购书智慧智能综合服务平台
人卫官网	www.pmph.com	人卫官方资讯发布平台

人生回顾理论与实务

Rensheng Huigu Lilun yu Shiwu

主　　编：肖惠敏
出版发行：人民卫生出版社（中继线 010-59780011）
地　　址：北京市朝阳区潘家园南里 19 号
邮　　编：100021
E - mail: pmph @ pmph.com
购书热线：010-59787592　010-59787584　010-65264830
印　　刷：三河市延风印装有限公司
经　　销：新华书店
开　　本：787 × 1092　1/16　　印张：13
字　　数：245 千字
版　　次：2022 年 7 月第 1 版
印　　次：2022 年 9 月第 1 次印刷
标准书号：ISBN 978-7-117-32721-3
定　　价：72.00 元

打击盗版举报电话：**010-59787491　E-mail：WQ @ pmph.com**
质量问题联系电话：**010-59787234　E-mail：zhiliang @ pmph.com**

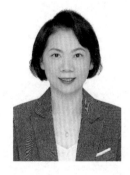

肖惠敏，福建医科大学教授，博士生导师，院长，福建省护理人文研究中心主任。兼任中华护理学会护理教育委员会委员、中华护理学会科研工作委员会委员、中国抗癌协会康复学会学术指导委员会护理分会青年委员会副主任委员、福建省护理学会副秘书长、护理教育专业委员会副主任委员。长期从事老年护理与安宁疗护研究，主持国家自然科学基金等各级各类科研项目 15 项；发表学术论文近 80 篇，其中 SCI 源论文 20 篇；获国家级计算机软件著作权 7 项；获国家教学成果二等奖 2 项（第四、第五完成人）、中华护理学会第七届全国护理科技进步奖二等奖 1 项（第一完成人）、福建医学科技奖二等奖 1 项（第一完成人）等教学科研成果奖 10 余项。曾获福建省青年"五四"奖章、全国"优秀宁养义工"、福建医科大学"十佳教师"等荣誉称号。

前　言

特鲁多（Trudeau）医生的墓志铭："有时，去治愈；常常，去帮助；总是，去安慰。"随着医学人文的发展，这样的理念越来越深入医务工作者的内心。不管是面对步履蹒跚的耄耋老人还是久卧病榻的临终患者，我们更多时候是倾听者和陪伴者。2008年我在香港理工大学攻读博士学位期间关注了人生回顾。在随后的十余年里，我一次次感受到人生回顾的"魅力"与"魔力"。我感受到回顾者在回顾中细品岁月沉淀过的悠远韵味，觉察记忆发酵后的脉脉情思。无数次，我听到他们在回顾中发出银铃般的笑声，他们仿佛循着欢乐的足迹行走在童年那条弯弯曲曲的乡间小路上；我听到他们在回顾中轻声啜泣，仿佛在向那个曾经饱受委屈的自己哭诉；我看到他们含泪说着苦难，又说服自己将苦难赋予意义，豁然开朗；我看到他们在翻看自己的人生相册时，眉眼间流露出的自豪和喜悦。我慢慢意识到，人生回顾对有些人而言，也许是一份馈赠，它犹如一滴春日里的甘露，鲜活了回顾者那些风干的记忆；犹如一缕秋日里的阳光，温暖回顾者的心田；犹如一场冬日里的白雪，涤尽回顾者的征尘，让他们同自己和解。在研究和实践中的真实见闻与感受促使我想跟大家分享人生回顾的理念。怀揣着这样的初心，我决定将研究团队十余年针对人生回顾的理论和实践经验撰写成书籍，期盼对愿意了解人生回顾的读者有所启迪。

本书共十章，分为理论篇与实践篇。人生回顾理论篇系统阐述了人生回顾的基础理论与基本技能，涵盖人生回顾的起源、发展脉络、理论基础、重点干预人群、引导者素养、人生回顾引导技巧、回顾者特征与干预策略等内容。人生回顾实践篇介绍了编者团队开发的系列人生回顾心理干预方案，包括革新 Haight 老年人结构式人生回顾、晚期癌症患者人生回顾、癌症患者思维导图式人生回顾、癌症患者人机协同交互式人生回顾以及家庭参与式远程人生回顾。从研究背景、干预方案、干预效果证据及服务拓展等方面，详细阐明了标准化人生回顾实施流程，结合典型案例深入剖析干预实践中的难点与对策，让读者系统地掌握理论篇知识，达到理论联系实际、学以致用的效果。

本书在编写时力求以通俗的语言、丰富的案例阐释人生回顾抽象的理论和技术，希望为医务工作者、社会工作者、照顾者、老年人及癌症患者等提供人生回顾理论和实践指导，期盼他们能够从中受益！

　　本书在编写过程中承蒙福建医科大学同仁朋友的指导，得到福建医科大学相关部门的大力支持；实践篇人生回顾实证研究获得国家自然科学基金委员会、福建省科学技术厅、福建省卫生健康委员会的基金资助，在此一并表示感谢！

　　鉴于编者自身水平所限，书中错误之处在所难免，真诚欢迎广大读者批评指正并提出宝贵意见，我们也将通过不断的学习、实践取得进步。

　　聆听人生故事，点亮一盏心灯，愿所有的生命泊于安宁！

肖惠敏

2021 年 11 月

目　录

上篇
人生回顾理论

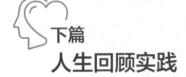

下篇
人生回顾实践

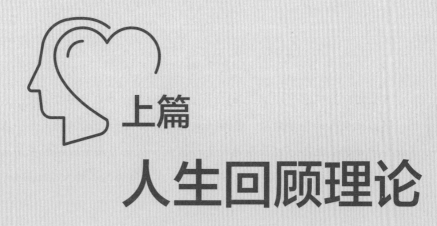

上篇

人生回顾理论

第一章 人生回顾概述

人生回顾最早源于20世纪60年代，被描述为个体在老年期自发性的往事回忆，随后被引入老年学领域，作为解决老年期心理社会危机的干预手段，吸引了众多学者的关注。通过长期的研究与探索，拓宽了人生回顾的应用人群，丰富了干预形式，拓展了结果评价指标，逐渐形成较为完善的人生回顾知识体系。

第一节
人生回顾的起源与发展

自罗伯特·尼尔·巴特勒（Robert Neil Butler）提出人生回顾至今已有半个多世纪。相关领域的学者或实践者对人生回顾的探索脚步未曾停歇。目前，人生回顾经历了雏形期、探索期、发展期，未来还将走向成熟期。

一、雏形期（20世纪50—80年代）

人生回顾最早起源于老年学领域。随着年龄增长，老年人出现老化现象或退行性变化，加之社会生活负性事件的刺激，常常导致各种心理问题。例如，老年人退休后，脱离原来的集体，子女又忙于自己的工作和生活，导致老年人人际交往减少，产生孤独感，甚至出现被冷落或抛弃的感觉。此外，部分老年人性格内向，不愿意吐露内心的想法，在面对新事物或过去矛盾的时候，可能出现认知上的偏差，导致消极的应对方式。因此，个体如何应对老年期心理社会危机成为老年学领域关注的主题。

1950 年爱利克·埃里克森（Erik Erikson）出版了《童年与社会》一书，提出了心理社会发展理论，指出老年期的发展任务是进行自我整合，以获得完善感，避免失望或绝望感。该理论为探索老年人在生命最后阶段如何继续发展人格、适应环境、完善自我提供了理论指导，为人生回顾的提出奠定了理论基础。

1963 年精神病学家罗伯特·尼尔·巴特勒基于埃里克森理论，创立了人生回顾心理干预。他发现老年人经常自发回忆往事，但由于缺少专业人员的引导，这种自发的回忆可能导致回顾者陷入迷茫困顿处境而无法自拔。他发表的开创性文章《人生回顾：老年人回忆的解读》指出非常有必要为老年人开展人生回顾，通过倾听老年人的人生经历，调和他们人生中的矛盾与冲突，挖掘其人生意义。巴特勒这篇文章成为老年心理学的经典论著之一。他将人生回顾（life review）定义为："人生回顾是一个自然发生的普遍心理过程，其特征是逐渐恢复对过去经历的觉察，尤其是让未解决的冲突重新浮现并给予重新审视和整合。"继《人生回顾：老年人回忆的解读》后，巴特勒发表了一些理论论著，探讨人生回顾在促进老年人成功老龄化的价值与贡献。他认为，人生回顾能够引导老年人不断地回溯过去的人生经历，重新调和过去尚未解决的矛盾、冲突，将过去的生活视为有意义的经验。如果老年人能成功地重新整合这些矛盾、冲突，就能获得人生的满足感及自我肯定。随后，Spero 等提出人生回顾是一种与死亡和解的方式，是老年人在晚年时期对自我身份的重新确认。Dietsche 则对人生回顾的形式加以探讨，认为人生回顾可以通过团队的形式实施。Chubon 则以案例讨论的形式大体介绍了人生回顾的程序，包括回忆、评价和重整三大阶段。总之，人生回顾的雏形期侧重从理论层面探讨人生回顾的理论基础及其对老年人成功老龄化的意义。

二、探索期（20 世纪 90 年代）

20 世纪 90 年代，学者们在继续关注人生回顾理论和内涵的同时，更加侧重对人生回顾实践过程中的问题进行探索。Burnside 和 Haight 发现，由于人生回顾和怀旧疗法均涉及回忆往事，在实践中易将两者混淆。因此，他们对两个概念进行深入分析，指出两者在理论基础、目标、干预过程以及结果等方面的区别（详见本章第四节）。例如，人生回顾的主要目标在于促进自我整合，而怀旧疗法旨在增加愉悦、促进沟通技巧和增加社会化等。为规范实践操作，Haight 总结了人生回顾和怀旧疗法的基本流程。其中，人生回顾以结构化形式、围绕人生各阶段开展，引导者同时关注积极与消极经历，积极的经历使回顾者获得对人生的满足感与自我肯定；消极的经历尤其是未解决的冲突、悲伤，通过重新审视、解读从而使回顾者放下或接受，并将人生整合成一个更能接受、更有意义的个体。怀旧疗法则无需遵循人生各阶段讨论，通常聚焦于正向的回忆，创设舒适及正向的气氛，促进回顾者积极的人生体验。该研究为老年专科护士在临床实践中提供指导。

此外，为探索最适宜的干预形式，Haight 随机选取了 240 名老年人，邀请其参加 10 种不同形式的回忆干预，分别为个体结构化评价性人生回顾、个体结构化人生回顾、个体随机回忆、个体评价性随机回忆、个体时事、团体结构化评价性人生回顾、团体结构化人生回顾、团体随机回忆、团体评价性随机回忆、团体时事。研究结果显示，个体结构化评价性人生回顾最为有效，表明成功回忆的三个变量为：个体化（一对一的回忆）、评价性（对事件的个人评估）和结构化（涵盖整个生命周期）。该研究为人生回顾实践中干预形式的选择提供了理论指导。

进入 20 世纪 90 年代后，学者们更倾向于采用实证研究的方法检验人生回顾对解决老年人心理社会发展危机的作用，为人生回顾的推广应用积累循证证据。例如，学者 Taft 通过横断面调查，探讨了养老机构老年人人生回顾和自我整合的关系，结果发现人生回顾与自我整合呈正相关。该研究证据进一步支持巴特勒的人生回顾学说。此外，学者们还设计试验性研究探索人生回顾的心理干预成效。试验研究对象从社区或养老机构老年人，延伸到阿尔茨海默病老年患者。例如，Stevens-Ratchford 首次将人生回顾应用于社区人群，将 24 例社区退休老年人随机分为试验组和对照组，试验组给予 6 次的人生回顾干预，但结果未发现人生回顾对老年人的抑郁和自尊水平的影响，可能与样本量不足有关。Haight 等选择 256 名新入住养老机构的老年人作为研究对象，发现人生回顾能有效预防老年人陷入抑郁状态，减轻绝望感，提升心理健康水平。此外，Tabourne 将人生回顾应用于阿尔茨海默病老年患者，结果证实人生回顾可以改善老年人的定向障碍，提升其社交互动和自尊水平。可见，探索时期人生回顾从理论层面的设想转到实践中的摸索，学者们更加注重以实证研究探索和验证人生回顾的价值与效用。

三、发展期（21 世纪以来）

进入 21 世纪，有关人生回顾的研究进入快速发展时期。学者们注重拓宽干预群体，创新人生回顾干预形式，延伸干预效果评价指标，进一步丰富人生回顾知识体系，以期为老年人、生命威胁性疾病患者等人群的心理健康提供有效干预方法。

1. 不断扩展应用人群 人生回顾逐渐由老年人群体向其他群体推广，包括慢性疾病患者、癌症患者、艾滋病患者、酗酒者、退伍军人、同性恋者及失智者等。值得一提的是，近年来，研究者主张将人生回顾延伸至家属或照顾者，旨在减轻患者心理痛苦的同时，增进患者与家人彼此间的交流，提升家庭的亲密度与适应性。随着应用人群的拓展，人生回顾开展的场所也发生了改变，从医疗机构拓展至社区、养老机构及患者家中等。

2. 不断丰富干预的形式 人生回顾可以通过团体形式和个体形式开展。团体人生回顾是由一名引导者对由多名回顾者组成的小组实施人生回顾活动；个体人生回顾是由引导者和回顾者一对一实施人生回顾活动。人生回顾两种干预形式各具特色。团体人生回顾干预效率高，有助于团体建立新的社交网络，实现同伴支持。个体人生回顾能为回顾者带来安全感，让回顾者真正卸下内心的包袱，坦诚表露自己内心的真实经历与想法，在保证回顾者个人隐私方面则更有优势。反之，在团体人生回顾中，回顾者评价积极事件时可能认为要"低调"，否则别人会认为自己骄傲，因而不敢或不愿对自己的贡献给予高度肯定；在回顾消极事件时可能会认为"家丑不可外扬"，从而拒绝述说负面经历。此外，与团体人生回顾相比，个体人生回顾让回顾者感受到引导者更多的积极、无条件的关注和反馈，有助于增强彼此间的亲密感和联系，促进人生回顾的深入开展。在干预形式方面，人生回顾可分为线下人生回顾和线上人生回顾。线下人生回顾采用现场面对面的形式开展。现场面对面的人生回顾有利于引导者深入观察回顾者的非语言动作，及时反馈其流露的情感。引导者能更好地把控现场，吸引回顾者的注意力。但它也存在地域受限、通勤时间增加等问题。随着互联网的蓬勃发展，人生回顾干预形式逐渐从线下走向线上。有学者借助于博客、电话、微信平台、计算机辅助系统、网页等开展人生回顾。线上人生回顾的发展给人生回顾的引导者及回顾者提供了时空的便利，有助于人生回顾的推广应用。

3. 干预内容和辅助工具日益多样化 随着人生回顾探索的深入，人生回顾从以引导性问题介导的单纯访谈，拓展为集人生回顾访谈与人生回顾访谈产物为一体的活动内容，出现了自传写作式人生回顾、生活故事书、思维导图式人生回顾、人机交互式人生回顾等。越来越多的辅助工具被引入到人生回顾实践中，例如思维导图、绘本、视频、电子相册等（详见第四章），以增强人生回顾心理干预的可接受性、实用性和趣味性。

4. 文化适应性逐渐增强 随着人生回顾的不断推广，不同国家、不同地域的学者根据本国文化特点对经典人生回顾进行文化调适。本研究团队对人生回顾方案进行中国本土化调适，以儒家成长发展思想为理论框架，界定中国人群常见的人生主题，增设中国农耕文化及中国历史重要事件的主题图册等。

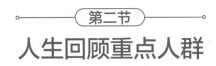

人生回顾重点人群

人生回顾起源并发展于老年人群，在老年人群中的应用最为成熟。随后，人生回顾逐渐被引入安宁疗护领域，旨在提升处于生命最后阶段的癌症患者、艾滋病患者及其他临终患者的心理、精神健康水平。此外，有学者尝试将其应用于具有特殊经历的人群。

一、人生回顾在抑郁老年人中的应用

抑郁情绪是人类情绪中最普遍的体验之一，以持久和显著的心境低落为主要临床表现的一类心境障碍。随着年龄的增长，老年人常遭受情感或躯体原因导致的心理、社会功能的损害，容易出现抑郁症状。数据表明，普通老年人群抑郁的发生率为10% ~ 15%，居家老年人出现抑郁症状的比例为21.2%，养老院老年人抑郁发生率为31.1%，住院老年慢性病患者抑郁发生率为33% ~ 54.67%。相关 Meta 研究显示，人生回顾是一项有效改善老年人抑郁症状的心理精神干预措施。Haight 等对老年人实施人生回顾干预研究表明，人生回顾在改善抑郁、生活满意度和自尊方面具有远期效果，能够更好地促进善终。对于社区居家老年人群，Haight、Serrano、张建凤等学者研究均显示，接受人生回顾的老年人抑郁症状得到缓解。兰秀燕等对养老机构老年人抑郁症状的心理 - 社会干预效果的系统评价显示，人生回顾有利于减轻养老机构老年人的抑郁症状。此外，韩利国对住院老年慢性病患者实施人生回顾干预的研究结果亦表明人生回顾对抑郁情绪改善具有一定的效果。

二、人生回顾在虚弱老年人中的应用

虚弱是一组由机体退行性改变和多种慢性疾病引起的临床综合征。在 65 岁以上老

年人群体中，虚弱发病率为 11.0% ～ 14.9%。虚弱对老年人身体健康产生影响的同时也引发了老年人诸多心理问题，如焦虑、抑郁、低自尊等。兰秀燕等采用随机对照设计，选取 4 家养老机构 62 名虚弱老年人作为研究对象，随机分为试验组和对照组，对照组接受养老机构常规照护，试验组在常规照护的基础上接受人生回顾干预，结果表明，人生回顾能减轻虚弱老年人的抑郁水平，提升其生活满意度指数。

三、人生回顾在失智老年人中的应用

失智症是由于慢性或进行性大脑结构的器质性损害引起的高级大脑功能障碍的一组综合征，包括记忆力、判断力、定向力、语言表达与复述能力以及人格和精神行为的改变和异常。调查显示，我国失智症患者人数已超过 700 万，主要集中在老年人群，且呈现逐年上升的趋势。Tabourne 于 1995 年最早将人生回顾应用于失智老年人，结果显示人生回顾可以减轻失智老年人的定向力障碍、增强社会交往能力。随后，Nakamura 等将人生回顾应用于轻度认知障碍群体中，结果发现人生回顾能提升意识，促进他们发展自我意识。Subramaniam 等研究也显示人生回顾有助于提高轻中度认知障碍患者的认知能力、沟通表达能力，延缓失智进程。

四、人生回顾在心理调适不良老年人中的应用

入住养老机构的老年人由于面临环境的变化，容易出现孤独、抑郁等心理调适不良问题，影响老年人的生活质量。国内外调查结果均显示，养老机构老年人心理调适处于较低水平，需要提供相关的干预措施。Kendra 等对近 6 个月入住养老机构的老年人及家属给予家庭人生回顾干预，结果发现家庭人生回顾有助于老年人逐渐从家庭过渡到养老机构。此外，Haight 对养老公寓的退伍老兵进行人生回顾心理干预，结果发现通过人生回顾心理干预可提高退伍老兵的生活满意度。

五、人生回顾在癌症患者中的应用

21 世纪初，国外学者首先将人生回顾应用于晚期癌症患者。日本学者 Ando 等最早开展癌症患者实证研究，系列终末期癌症患者人生回顾研究表明，人生回顾有望促进癌症患者的心理健康。随后，多项系统评价证实了人生回顾能减轻晚期癌症患者的焦

虑、抑郁，提升希望、自尊水平，改善生活质量。人生回顾集中应用于终末期或晚期癌症患者群体，可能是因为此类患者疾病预后差，契合人生回顾旨在解决生命晚期自我整合与绝望的心理危机的目标。国内也有学者尝试将人生回顾应用于康复期或治疗期的癌症患者群体中，结果显示人生回顾能改善康复期癌症患者的负性情绪，提高患者的生活质量。

六、人生回顾在其他人群中的应用

随着人生回顾对心理、精神健康效果的证实，人生回顾逐渐被应用于其他人群。例如，Erlen 对艾滋病患者实施人生回顾干预，发现人生回顾可以提高患者生命意义感、生存质量、自尊，改善抑郁症状。Davis 等则发现人生回顾能改善右半球脑血管意外患者的抑郁情绪，提高其生活满意度。Lee 对脑卒中患者及其家属实施人生回顾干预，结果发现人生回顾能够提高患者及其家属的生活质量。除上述人群外，人生回顾还应用于药物成瘾、酒精依赖、创伤后应激障碍、精神分裂症等人群，初步显示其可行性与有效性。

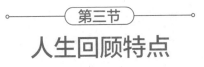

第三节

人生回顾特点

人生回顾是个体通过回顾、评价及重整一生经历，使人生历程中一些未被解决的矛盾得以剖析、重整，以促进其在人生最后阶段获得完善感的过程。与其他心理干预措施相比，人生回顾心理干预具备自然性、评价性、结构化、持续性四大特点。

一、自然性

人生回顾的基本环节是回忆过去。回忆是一种人类自然而然产生的心理过程。研究表明，人们尤其是老年人，在日常生活中会自发地对往事进行回忆。回忆发生于每个人身上，它不一定需要刻意引导，可能受到某种情境刺激而自然产生。人生回顾顺应这种自然心理过程，结合专业人员的引导，让回顾者对往事进行有序地回忆、评价，并加以整合。人生回顾可以发生在任何时候，对患者没有特殊的要求，具有一定的自然性。

二、评价性

评价是人生回顾最重要、最独有的特征。它是区分人生回顾与怀旧疗法的重要判断标准之一。在人生回顾过程中，引导者不仅要倾听回顾者的人生故事，还要鼓励回顾者表达其对生活事件的感受和看法。评价有助于回顾者肯定正性事件，增加积极的体验感。例如，当回顾者评价自己的贡献和成就时，会增加他们的自豪感。对负性事件的评价有助于引导回顾者协调生命历程中的消极经历，最终促进回顾者将各种生活经验整合成一个更容易接受或更有意义的整体。通过往事回忆，回顾者可以找寻到生命中的"宝藏"或"垃圾"；而通过评价，回顾者则可以让"宝藏"变得价值连城，或是将"垃圾"从心中取出，变废为宝，赋予意义。

三、结构化

结构化是人生回顾的重要特征之一。它指的是人生回顾需涵盖从童年到现在的所有生命阶段。在人生回顾过程中，回顾者应系统地回顾人生的每一个阶段。与某些类型的怀旧疗法不同，它们可能仅针对某一领域内的问题进行怀旧。例如，工具性怀旧疗法强调的是人生阶段中解决问题经历的回忆。而人生回顾的主题几乎涵盖了人生各阶段的重要事件。在实践中，通常采用 Haight 的人生回顾体验表（life review form，LRF）作为人生回顾访谈的引导性问题。LRF 是基于埃里克森的八个阶段心理社会发展理论发展的。值得注意的是，一些人生回顾初学者经常误解人生回顾的这种结构化，严格按照LRF 引导性问题的顺序来提问，以确保每个重要的人生主题不被遗漏，但这种机械的提问方式确切阻碍了人生回顾的成功开展。引导者应灵活应用 LRF，只要保证在不遗漏每个阶段及阶段内的重要事件的前提下，允许回顾者在主题和阶段间跳跃，以确保人生回顾访谈的流畅性。

四、持续性

持续性强调人生回顾干预的时间效应。一般而言，在老年人人生回顾中较为理想的干预次数是 6 ~ 8 次，每次 1h 左右。因为回顾者与引导者建立信任关系以及具体展开每阶段人生回顾需要一定的时间。有些回顾者可能在刚开始的几个单元不愿意敞开心扉。在接触人生回顾 3 ~ 4 次后才愿意真正向引导者吐露心声。理论上，长期结构化人生回顾干预效果可能优于短期的干预效果，但这并不是绝对的。目前，国内外较多学者在对晚期癌症患者进行干预时，倾向于采用短期的人生回顾。短期的人生回顾单元数一般在 2 ~ 4，时间跨度在 1 ~ 4 周内。这主要与晚期癌症患者虚弱的身体状态有关系。但在短期人生回顾中，引导者和回顾者会在两次访谈间隔期安排人生回顾的相关事宜，如在间隔期浏览人生回顾相关资料，因此其实际时间的投入较面上干预的时间长。

第四节

人生故事类心理干预

人生回顾是围绕回顾者的人生故事展开的一种心理干预措施。除了人生回顾，故事类心理干预还包括怀旧治疗、叙事治疗、生命故事等。故事类心理干预具备一定的共性，但也存在差异，在应用过程中应加以鉴别。

一、怀旧治疗

怀旧是人类重要的心理活动之一。"怀旧"最早由瑞典军医 Gofer 于 1688 年提出，用于形容瑞典雇佣兵因思念家乡而产生的病症。怀旧治疗是回忆过去生活经验的一种过程，是一种很自然的抒发情绪的方式。怀旧治疗以基础心理社会学为理论基础，旨在增加回顾者愉悦及舒坦的感觉，促进沟通技巧，改善其人际关系，从而增加社会化。在怀旧过程中，侧重鼓励回忆者以正向的态度去回顾过去的经验，重新体验过去生活的片段。

怀旧治疗可以分为个体怀旧治疗与团体怀旧治疗。个体怀旧治疗是引导者采取一对一的方式，运用咨商或治疗性会谈技巧协助引导回顾者回忆，有针对性地对其生命中有正向及潜在影响的事件进行深入怀旧。团体怀旧疗法采取小组的方式进行怀旧。通常，团体怀旧每组 8 ~ 10 人。一般情况下，个体怀旧和团体怀旧均为每周 1 次干预，每次 30 ~ 120min，干预时间 3 ~ 16 周。怀旧疗法已在国内外老年人人群中得以广泛的应用。大量研究证实，怀旧疗法是一种经济、有效的心理干预措施。它可以改善老年人的焦虑、抑郁情绪和孤独的情感，提高其自尊、幸福感和生活满意度等。

在国内外的研究与实践中经常出现人生回顾与怀旧治疗混淆的现象，主要原因是两者具有一些共性：①均由学者巴特勒提出。②使用的目标人群有交叉。③均涉及回忆过去的经历，且某些引导技巧十分相似。④均具有一定的治疗功能。为此，不少学者深入探讨人生回顾与怀旧治疗两者间的差异。例如，巴特勒特别强调人生回顾与怀旧治疗的区别。他指出怀旧治疗主要在于回忆个人过去的经历，而人生回顾除了回忆，还涉及对过去消极经历和冲突的评价。美国护理措施分类系统（nursing intervention classification，NIC）将人生回顾归属于怀旧治疗。NIC 将怀旧治疗定义为："通过对过去事件、情感及想法的回顾，帮助人们增加幸福感、提高生活质量及对现有环境的适应能力。"NIC 将怀旧治疗分为基本层次和深入层次的怀旧治疗。基本层次的怀旧治疗着重于鼓励老年人重温过去的事件和经验，重新感受该事件带给他们的喜怒哀乐；以及鼓励老年人与他人分享这些经验，以增进彼此了解，强化相互关系。深入层次的怀旧即"人生回顾"，主要通过帮助老年人回忆过去的人生困难或挫折，协助其接纳自己的过去，确认自己一生的价值，从而坦然地面对死亡。但也有学者持不同观点，提出怀旧治疗是人生回顾的一部分。Haight 与 Burnside 详细比较了怀旧治疗与人生回顾在目标、理论基础、过程、引导者角色、回顾者角色以及结果等方面的差异，见表 1-1。

表 1-1 怀旧治疗与人生回顾的比较

	怀旧治疗	人生回顾
理论基础	基础心理社会学	心理分析学
目标	增进社会化；改善人际关系；提高沟通技巧；增加自信；提供愉悦及舒坦的感觉	人生整合
过程	随兴的或结构式的；焦点并非人生重要事件；不需要循着人生各阶段讨论；运用主题及重点；通常聚焦于正向的回忆，创设舒适及正向的气氛；关注自身经历	结构式的；讨论人生某些特殊事件；回溯过往生涯；着重内在世界的工作；同时关注积极与消极经历，可能激发愉快或不愉快的回忆；关注自身经历
引导者的角色	通常不需重新诠释；不需追根究底；非正式的立足点；不强迫正视过去事件	需要或不需要重新诠释过去事件；接受的态度；确认过去事件的价值
被引导者的角色	过程可能会有喜有悲，但通常极少痛苦；可用于一般老年人或轻度认知障碍者	过程中可能会出现不愉快的情绪；常用于老年人或生命威胁性疾病患者
结果	减少隔离感；提升自信和友谊；促进社会化	提高自尊；促进平静与圆满；自我统整

二、叙事治疗

叙事，即叙述故事，但又不仅仅是简单地讲述故事。叙事治疗指咨询者运用适当的语言形式，帮助当事人找出遗漏的具有积极意义的生活故事，并以此为契机重新建构生活意义、唤起当事人内在力量的过程。1990 年麦克·怀特在《故事、知识、权利——叙事治疗的力量》一书中，首次提出叙事治疗的概念。叙事治疗（narrative therapy）是治疗师通过倾听来访者的故事，找出故事中所忽略的积极片段，采取适当的方法给予引导，使问题外化，以达到故事重建的目的。叙事治疗的理论基础是社会建构论心理学，旨在重建积极叙事，开启新的生命旅程。叙事治疗一般分为普适性和特殊性两种。普适性是指用于心理障碍者的一般治疗方法，包括故事叙说、问题外化和由薄到厚；特殊性是指治疗师在普适性方法的基础上找到来访者有别于他人的个性问题，有的放矢地进行倾听叙事、默读叙事、冥想叙事等。与人生回顾不同，叙事治疗不需要干预对象循着人生各阶段讨论。此外，叙事治疗关注的不仅仅是来访者自身的经历和经验，还关注人类文化中的故事。叙事治疗师一般认为每个社会阶段都有其主流文化，受主流文化价值观的影响，个体"叙事"及"问题"是其主观意向的表达和被其主观文化认可的体现，强调治疗师要善于发现被忽略的隐藏在"叙事"背后有意义的故事，以引导咨询者达到新故事重建的目的。

叙事治疗自创立以来，已被广泛应用于公共卫生系统、社会工作领域、学校、医院等，以帮助个体或团体解决心理困扰或障碍。例如，叙事治疗被应用于青春期、恋爱时期出现心理困扰和厌学心理的青少年、癌症患者、前置胎盘的孕妇、网络成瘾的学生及地震灾区民众中。大量研究表明，叙事疗法可以改善来访者的焦虑与抑郁情绪，提升个人价值感和自尊感，改善家庭成员的关系等。

三、生命故事

有学者从心理学视角将生命故事定义为"通过运用叙事治疗法中的回忆对话（remembering）概念，透过对话，让老年人寻回在生活记忆中对自己有正面影响的人或物；从欣赏对方及彼此的接触互动中，反映老年人自己重视的价值、生活信念及能力，从而肯定自己。"也有学者从社会工作者角度提出生命故事是"将人生经历、事件当中的感受和想法、人生座右铭等，经过访谈、重述后记录下来的干预方法"。

生命故事的内涵是"力量介入手法"（strength approach），即生命故事强调在干预过程中，必须刻意与故事主人公一起发掘他们人生历程中曾经和现在所拥有且可加以运用的个人力量，包括他们自身的性格、知识、技能、信念、人际网络以及物质与非物质的资源等。在干预过程中，让故事主人公意识到自己曾经依靠自身的力量，克服过生命中的困难。通过这种自我肯定的方式让干预对象继续调动和运用个人力量生活下去。此外，生命故事也强调重新挖掘故事主人公人生历程中被忽略的一些细节，将那些"充满问题的故事"重构成一个更新版的另类故事，从而帮助故事主人公摆脱问题故事带来的持续困扰。生命故事与人生回顾有一定的相似性和区别性。例如，与人生回顾一样，生命故事也关注干预对象的自身故事，强调重新挖掘被忽略的故事，改写"问题故事"。与人生回顾不同，生命故事是非结构式的干预，而人生回顾具备结构化的特点。

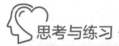

思考与练习

1 请思考为什么需要对老年人或晚期癌症患者开展人生回顾心理干预？

2 面对内心很压抑、需要排解的养老机构老年人，您倾向于选择哪种故事类干预措施？请说明理由。

3 请以"人生回顾"为检索词，在中国知网及 Web of Science 上进行检索，截取人生回顾研究趋势图，解读其研究趋势。

（肖惠敏）

第二章　人生回顾相关理论

人生回顾相关理论为人生回顾心理干预方案的开发提供指引，也为干预实施效果的预测提供理论框架。人生回顾最早基于埃里克森心理社会发展理论，随后巴特勒结合老年人自发回忆往事的现象提出人生回顾学说。此外，理论学家们还提出达成协议理论、持续理论、"自我的戏剧表现"理论和存在主义理论等，对人生回顾实践均具有一定的指导意义。

第一节

埃里克森心理社会发展理论

一、理论家简介

爱利克·埃里克森是美国发展心理学家与精神分析专家，曾任匹兹堡大学医学院及哈佛大学医学院教授。1902年埃里克森出生于德国法兰克福。1927年他受邀到当时赫赫有名的心理学家安娜·弗洛伊德创办的学校任职，接受了安娜的精神分析训练并在安娜·弗洛伊德的理论基础上创立了心理学派新的分支"自我心理学"，提出了心理社会发展理论（psychosocial development theory）。

二、理论的来源

1927 年埃里克森受老同学彼德·波罗斯的邀请到安娜·弗洛伊德创办的学校工作。该校的生源都是西格蒙德·弗洛伊德的患者与朋友的子女。在学校工作期间，埃里克森接受了儿童精神分析的培训，深受安娜·弗洛伊德的精神分析理论的深刻影响。安娜的著作《自我与防御机制》既强调了自我防御的适应功能，也强调不适应的功能，与西格蒙德认为防御是病理性的观点形成鲜明的对比。此外，该著作还突破了对青春期的总结陈述，注意到青春期与其他发展阶段的不同，尤其是由青春期的性驱力引发的特殊问题。埃里克森作为她的学生，从她对青春期的关注中找到了研究的兴趣。1936—1939 年埃里克森专注于研究正常儿童和情绪紊乱的儿童。在此期间，他与人类学家鲁斯·本尼迪克特和玛格丽特·米德有了交流。1938 年他前往南达科苏语——印第安人的松脊居住地进行实地考察，致力于观察苏语印第安人抚育子女的实况。

这些经历促使埃里克森认识到社会文化因素对人格形成的重要性。当时美国处于经济大萧条以及社会活动频繁时期，整个社会呈现一种病态。埃里克森深感弗洛伊德的精神分析学说已无法满足当时的社会需求。于是，他继承安娜自我适应性功能的思想，发展了弗洛伊德的理论。弗洛伊德研究 0 ~ 20 岁个体的发展，埃里克森则在此基础上对人的一生各个阶段的发展都做了定义。虽然他的自我心理学保留了弗洛伊德的许多概念，但不再强调性本能和性矛盾冲突在人的精神活动和行为中的特殊重要性，而强调社会、文化、人际关系在人格发展和形成方面的重要性。他将个体心理过程的重心从弗洛伊德的"本能过程"转到"自我过程"，把人的发展动机从潜意识扩展到意识领域，从先天的本能欲望转移到现实关系。1950 年埃里克森出版了《童年与社会》一书，指出人的一生是一个自我意识持续发展的生命周期，从婴儿期到老年期，划分为相互衔接的八个阶段，每个阶段均面临相应的心理社会危机需要解决。至此，埃里克森的心理社会发展理论正式诞生。

三、理论的基本内容

埃里克森认为，心理社会危机既是个体成长的机遇和转折点，也是成长过程中的挑战。前一阶段危机的妥善处理是下一阶段危机解决的基础。每个阶段危机的积极解决能够增强个体的自我力量，形成积极品质，促使心理健康发展，有利于个体对环境的适应。相反，个体若不能成功解决本阶段的心理社会危机，则会影响个体的人格发展（图 2-1）。

	1	2	3	4	5	6	7	8
老年期								自我整合 与绝望
成年期							繁衍与 停滞	
成年早期						亲密感与 孤立		
青春期					自我认同与 角色混乱			
学龄前期				勤奋与 自卑				
游戏期			主动与 内疚					
童年早期		自主与 羞愧						
婴儿期	信任与 不信任							

图2-1 埃里克森人生各阶段心理社会发展危机

（一）第一阶段：婴儿期（0～2岁）

这一阶段个体的心理社会危机是信任与不信任。此阶段婴儿的中心任务是接受照料。他们会对外界环境的可信任程度进行自我探索，并做出简单的判断。婴儿通过自我探索如果获得了信任感，就会建立起积极乐观人格品质，进而敢于希望、敢于期望，反之则会产生怀疑和惧怕。

（二）第二阶段：童年早期（2～4岁）

这一阶段个体的心理社会危机是自主与羞愧。此阶段儿童逐渐开始探索周围世界，有了独立自主的要求。如果父母或其他照顾者，允许他们独立完成一些力所能及的事情，并且适时表扬，则有助于培养他们的意志力，促使他们获得自主感，从而形成自我控制和意志力的积极品质；反之，则会感到羞愧，形成自我怀疑。

（三）第三阶段：游戏期（4～7岁）

这一阶段个体的心理社会危机是主动与内疚。此阶段儿童除模仿行为外，对周围环境及自己的身体充满好奇。如果父母或其他人对孩子的好奇心或探索行为不横加阻挠，而是鼓励他们自由参加各种活动，那么孩子的主动性就会得到进一步发展，表现出很大的积极性与进取心。如果这个阶段的危机成功解决，就会形成明确的生活指向和目的的积极品质；反之，会导致内疚。

（四）第四阶段：学龄前期（7～12岁）

这一阶段个体的心理社会危机是勤奋与自卑。此阶段儿童深受同伴或邻居，尤其是学校教师的影响。如果能得到他人的支持、帮助与赞扬，则进一步加强他们的勤奋感，就会形成能力的品质；反之，则会怀疑自己的能力并发展为自卑感。

（五）第五阶段：青春期（12～18岁）

这一阶段个体的心理社会危机是自我认同与角色混乱。此阶段青少年经常思考"我是谁？"他们从别人的态度，从自己扮演的社会角色中逐渐认识自己。此时，他们从对父母的依赖中逐渐解脱出来，与同伴建立亲密友谊。如果这一阶段的危机成功解决，就会形成忠诚的品质；反之，就会产生不确定感。

（六）第六阶段：成年早期（18～25岁）

这一阶段个体的心理社会危机是亲密感与孤立。此阶段个体往往开始了求爱、婚姻和家庭早期生活。他们通过与他人的关系寻求自我身份，并与他人建立亲密与忠诚的关系。亲密感在危急情况下往往会发展成一种相互承担义务的感情，它在共同完成任务的过程中建立起来。此阶段如果成功解决危机，就会形成爱的积极品质；反之，就会形成混乱的两性关系，个体因而感到孤独与空虚。

（七）第七阶段：成年期（25～50岁）

这一阶段个体的心理社会危机是繁衍与停滞。此阶段个体可以在养育后代或在工作中创造成果来表达他们的创造力。此阶段有两种发展可能：一种是向积极方面发展，个体除关爱家庭成员外，还关爱社会上其他人，以及下一代甚至子孙后代的幸福；另一种是向消极方面发展，只顾自己以及自己家庭的幸福，不顾他人的困难和痛苦。如果这一阶段的危机成功解决，就会形成关爱的积极品质；反之，就会变得自私自利。

（八）第八阶段：老年期（50岁以后）

这一阶段个体的心理社会危机是自我整合与绝望。埃里克森把自我整合定义为："以超然的态度对待生活和死亡。"它是一种接受自我、承认现实的感受；一种超脱的智慧之感。伴随着衰老，老年人的体力和健康每况愈下，他们必须做出相应的调整和适应。当老年人回顾过去时，可能怀着充实的感情与世告别，也可能怀着绝望走向死亡。如果一个人的自我整合大于绝望，他将获得智慧的品质，反之，则会出现绝望和人生无意义感。

四、理论的分析与评判

（一）理论的主要优点

1. **理论的视角独特**　在埃里克森之前，人们普遍认为人格最迟定型于青少年晚期。埃里克森心理社会人格发展理论，打破这种思维定式，提出了成年期、老年期也有人格发展的可能性，推翻了"老年人生活中发生的一切事情都是由他们早期生活事件预先决定的"的观点，让老年阶段的心理社会发展得到重视。

2. **理论推动了精神分析学的发展**　埃里克森的理论拓展了弗洛伊德理论中自我的内涵，促使精神分析由精神病学领域跨入正常人的心理学领域；拓宽了精神分析的人格途径，丰富了精神分析理论的内容。尤其是他的自我同一性理论，在弗洛伊德之后的精神分析运动中形成了一股主要力量，推动了精神分析学的发展。因此，埃里克森被心理学领域视为自我心理学的创始人、精神分析理论新发展的代表。

3. **理论受到广泛应用**　埃里克森在弗洛伊德的人格结构论和发展学说的基础上，

提出将社会文化作为人格发展的理论动力。他认为文化和社会是人格发展的潜在力量源泉，对人格发展的影响深远。这一观点受到了许多同行的认可与重视，尤其在心理学领域和教育学领域得到了广泛的应用。

（二）理论的局限性

由于历史和社会的原因，埃里克森没能完全摆脱弗洛伊德生物学观点的束缚。他提出的人格发展八个阶段的分界是基于他自身的临床经验，缺乏严谨的科学数据支撑。有学者质疑埃里克森八个阶段在具体年龄划分上有些偏颇，因为在临床中发现心理发展阶段与生理年龄有些偏差，但目前尚无定论。

五、理论在人生回顾中的应用

埃里克森的心理社会发展理论是人生回顾的奠基石。基于埃里克森的心理社会发展理论中的观点——老年期心理危机是"自我整合与绝望"，学者提出实施人生回顾干预是解决老年期心理危机的自然性措施。同时，人生回顾也着眼于重新剖析与解决其他人生阶段尚未解决的矛盾与危机。例如，在人生回顾过程中，若回顾者成年早期"亲密感与孤立"的危机没有解决，则可通过重新评价与整合该时期的人生经历，尝试修复该阶段的缺失。

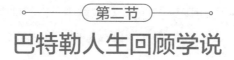

第二节
巴特勒人生回顾学说

一、学说家简介

罗伯特·尼尔·巴特勒（1927—2010）是美国学者、精神病学家和普利策奖得主。巴特勒长期从事老年研究，致力于改变世界对衰老和老年人的看法，改善老年人的身心状况，提高老年医疗和护理水平。他率先提出了老年人人生回顾学说，为开展人生回顾实践提供理论指导。

二、学说的来源

埃里克森的心理社会发展理论认为老年期的心理危机是自我整合与绝望。如何帮助处于人生最后一阶段的老年人群成功解决这一心理危机呢？基于埃里克森的理论，结合实践中观察到老年人自发回忆往事的现象，巴特勒于 1963 年提出了人生回顾学说，指出人生回顾活动可作为实现自我整合的干预措施。巴特勒的人生回顾学说是对埃里克森理论的重要扩展。

三、学说的基本内容

在巴特勒提出人生回顾学说之前，老年人的回忆经常遭受贬低，被认为是对思想或自己过去生活漫无目的的怀疑。1963 年巴特勒在他的文章《人生回顾：老年人回忆的解读》中首次提出了"人生回顾"一词。他将人生回顾定义为"人生回顾是一种自然发生的、普遍的心理过程，其特征是逐渐恢复对过去经历的意识，特别是重现那些经历中未解决的矛盾与冲突；通常情况下，这些复现的经历和冲突是可以得以重新整合的。"巴特勒认为，人生回顾可以发生在各个年龄段的各个时间节点，当个体处于人生最后一阶段的时候显得尤为突出。

人生回顾学说认为自然而然地回顾往事是老年期的一个基本特征，普遍存在于老年人群中。这种特征主要源于老年人的观念，他们认为自己日渐暮年，余日无多，因此在心理上产生了回顾自己人生经历的需求。巴特勒建议，心理疗法应利用这一个体成长的自然过程，积极开发人生回顾疗法，将其作为一种帮助老年人统合经历和解决心理冲突的技术。他认为，将人生回顾用于特定的老年人群中可以帮助老年人发现生命意义，减轻恐惧并为死亡做准备，帮助他们获取宁静与智慧，从而成功度过老年时期的心理危机，获得自我整合。

四、学说的分析与评判

巴特勒人生回顾学说是基于埃里克森心理社会发展理论提出的，相比埃里克森心理社会发展理论，它更为具体化，可操作性与实用性强，可用于直接指导人生回顾的实践。然而，它的理论性较为局限，与其他理论、学说的互动较少，目前仅应用于指导怀旧治疗与人生回顾心理干预。

五、学说在人生回顾中的应用

巴特勒人生回顾学说为实施人生回顾心理干预提供理论框架与实践指导。虽然人生回顾学说源于老年群体，但根据学说的内涵，人生回顾不仅仅适用于老年人群，还可以应用于其他生命晚期的人群，例如晚期癌症患者人群。因此，人生回顾学说可以指导人生回顾干预在实践中不断开拓，不断创新。

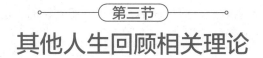

第三节
其他人生回顾相关理论

一、达成协议理论

达成协议理论（coming to terms theory）由 David Haber 提出，是一种可能贯穿整个成年时期的心理调整方式，它涉及成年期每一次失落的反复体验，可能出现在生活的各个方面，包括家庭、工作等。相比埃里克森的心理社会发展理论，"达成协议"理论特别强调人生第八阶段危机（即自我整合与绝望）的解决可能并非一劳永逸。

Haber 认为成年人是否与他们的过去"达成协议"主要包含以下三种情况：

（一）珍视美好回忆

个体会经常回首生活中的美好经历，肯定他们在家庭生活、职业生涯、宗教信仰和其他生活领域所取得的成就。

（二）与困难"达成协议"

个体能积极面对生活中的多数重大挑战，如适应体力状态的改变，适应退休生活等。面对困难与挑战时，个体能积极面对，并与其"达成协议"。

（三）无法与困难"达成协议"

个体可能无法接受他们生活中的某些困难或负性事件，主要表现为沉迷于过去美好的时光或无法从过去或现在的失败与冲突中走出。例如，长期家庭不和睦或丧子可能会成为他们的一种强迫记忆。

总之，在人生回顾中，应强调调动个体积极记忆来最大限度地提高心理健康。当个体能与过去或现在的困难"达成协议"时，应积极给予鼓励与强化。当个体与过去或现在的困难不能"达成协议"时，应协助回顾者通过人生回顾技巧（如重新诠释等），帮助他们"达成协议"。若老年人沉迷于往事，出现强迫回忆时，应尽可能平和地结束访谈，并告知相关人员可能需要转诊心理咨询。

二、持续理论

持续理论（continuity theory）认为，老年期是人生中不可分割的一个阶段。它并不是一个独立存在的阶段，而是人生的一个后续阶段，一个能在老年时期仍保留中年时代的个性和生活方式的老年人比较容易拥有一个轻松的晚年。持续理论认识到了人生的连续性，指出个体在生命周期中从一个阶段向下一个阶段过渡时，首先需要通过将过去的事件与现在联系起来，寻求秩序和意义。正如帕克所说："随着年龄的增长，个体不断构建人生故事。这些故事将过去的事件整合成一个有组织的序列，并赋予个体生命意义感和连续感。"

在人生回顾中，不管是老年人还是中青年人，都强调通过回忆将过去与现在联系起来。引导者通过促进回顾者的回忆，引导他们将过去的人生故事串联起来，并赋予意义或调和矛盾，让回顾者肯定自我，放下过去，接受自己独特的人生。

三、"自我的戏剧表现"理论

学者欧文·戈夫曼（Erving Goffman）详细描述了"戏剧化影响"和人类的互动。戈夫曼认为社会机构好比一个舞台，人们的社会行为就是社会表演，人们在互动过程中按一定的常规程序（即剧本）扮演自己的多种角色，表演中人们都试图掌控自己留给他人的印象，通过言语、姿态等表现来使他人形成自己所希望的印象（称为"印象管理"）。为了实现印象管理，人们运用一些手段（外部设施和个人的装扮）装点门面。人们日常生活中的表演与互动就是一场游戏，是某个"定义"取得胜利或成功地被人们接受的过程，成功的印象管理需要整个剧组进行合作。戈夫曼提出，个体不断地操纵别人对他们的印象，以保持他们的自尊。老年人则试图表现出对自己的积极印象，以对抗日益增长的老年"耻辱"。

在人生回顾过程中，引导者可以通过帮助回顾者认清自身角色，做好印象管理，让他们从心底里接受自己，促使他们保持尊严，提升主观幸福感。例如，可通过故事重构、善意诠释的方式，让回顾者接受过去无法释怀的事件。

四、存在主义理论

存在主义（existentialism）是当代西方哲学主要流派之一。存在主义以人为中心、尊重人的个性和自由，它认为人是在无意义的宇宙中生活，人的存在本身也没有意义，但人可以在原有存在的基础上自我塑造、自我成就，活得精彩，从而拥有意义。Reker和Chamberlain主编的《探索生存意义》一书指出，生命回顾过程可能与存在主义理论交织在一起。两者都解决了同样的问题：我的人生目标是什么？我的生命有意义吗？什么是值得活下去的？当故事以同样的方式反复讲述以确认某一特定价值时，生命意义感可能逐步呈现。因此，在人生回顾中，引导者通过促使回顾者陈述自己的故事，肯定他们的贡献，帮助他们寻找人生的意义。

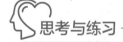 思考与练习

1. 如何理解埃里克森心理社会发展理论与巴特勒的人生回顾学说的关系？
2. 若采用达成协议理论作为人生回顾的理论基础，应如何设计人生回顾干预方案？在实施时应特别注意哪些问题？
3. 巴特勒的人生回顾学说未来可能有哪些发展方向？

（肖惠敏）

第三章　人生回顾引导技巧

人生回顾访谈不同于日常谈话，引导者必须掌握一定的访谈技巧才能胜任人生回顾的访谈。除提问、倾听、追问、回应等基本访谈技巧外，引导者还需要掌握人生回顾访谈特有的高阶技巧，即回顾、评价和整合人生事件的技巧。只有通过不断学习与实践训练这些技巧，引导者才能成功引导人生回顾访谈。

第一节

人生回顾访谈基本技巧

一、提问

（一）定义与目的

《辞海》将"提问"一词解释为传讯审问或提出问题要求回答。在人生回顾访谈中，提问是指引导者运用谈话的方式与回顾者进行沟通，以便了解其心理状态的一种方式。

提问是人生回顾访谈中引导者的重要工作之一。引导者的提问犹如语言的"开掘机"或"触发器"，是打开回顾者"话匣子"的"金钥匙"。启发式的提问有助于回顾者对经历或问题深入思考，促进其反思人生经历的意义。因此，能否掌握提问的技巧、实现有效的提问是促进人生回顾访谈顺利开展的关键。

（二）问题的类型

一次成功的人生回顾访谈往往与引导者"问得恰到好处，问得巧妙，问得艺术"密切相关。以引导性访谈提纲为基础，引导者的提问往往依据访谈的具体情境而变化，且提问的方式多种多样，不拘一格。参照陈向明等学者对问题的分类方式，这里将访谈中的问题分为开放式问题和封闭式问题、具体型问题和抽象型问题。在实践中，不同类型的问题穿插于访谈中，不同的问题类型适用于不同的情境。

1. 开放式问题和封闭式问题 开放式问题是指没有明确指向性的问题，回顾者可以在较广的范围内思考。这类问题在提问时通常会出现"如何""什么""为什么""怎么样"等字眼。例如，"发生这件事，您当时的感受是什么？""您是如何度过那段时光的？"开放式问题不是一两个词就可以回答的，需要回顾者进一步地解释和说明。同时，向回顾者传递了对他们陈述的话题很感兴趣，还想了解更多内容的信息。在人生回顾访谈中，为了让访谈更加深入，充分挖掘回顾者的经历与感受，建议多使用开放式问题进行提问。

封闭式问题是有指向性的问题，回顾者只能按照既定的方向思考。这类提问，回顾者的答案往往是比较简短的。例如，"您是在哪里出生的？""您是什么时候知道您自己得了这个病？""平时是谁陪伴您来医院看病的？"封闭式问题可以让回顾者提供一些关于自身的明确信息，供引导者做进一步地了解和判断。但在封闭式问题中能了解到的信息是有限的。因此，尽管封闭式问题有着明确的作用，但如果在人生回顾访谈中单纯地使用封闭式问题，可能导致谈话枯燥，产生令人尴尬的沉默，出现谈话无法继续的"僵局"。就像斯科特所说的那样，对方如果不停地回答封闭式问题，就会觉得自己在接受侦探的询问。而人生回顾中所涉及的通常是个人的信息，若一直采用封闭式问题进行提问，回顾者就会觉得自己在接受"调查"，产生对方可能想窥探自己隐私的想法。

2. 具体型问题和抽象型问题 根据回顾者回答内容的性质划分，访谈的问题可分为具体型和抽象型。具体型问题是指询问具体事件细节的问题，例如："您刚才说您最开心的时光是跳远比赛得了一等奖，那是什么时候的事？跟谁一起比赛？"具体型问题有助于回顾者回溯有关事件的情境和过程。通过具体型问题，回顾者可能会在脑海里重新呈现当时的画面。人生回顾经常涉及回顾者某一事件的具体情境或个人的独特经历和想法，因此引导者应该尽量使用具体型问题。具体型问题可以引导回顾者将自身的注意力集中在具体细节上，从而做出栩栩如生的描述。而这些细节则比较容易将他们带回到当时的情境氛围之中，从而激发其浸润在其中的情感。

抽象型问题是指答案具有较高总结性或概括性的问题。例如，引导者问回顾者："您一般在什么时候感到不安呢？""您的童年生活怎么样？"这类问题有时会让回顾者感到有些难以回答。这样的回答通常可能无法"真实地"表现事情的具体细节或者回顾者的感受。比如，"您如何评价您经商的决定？"回顾者可能会笼统谈及。而如果采用具体型问题，如："您是什么时候决定经商的？您家人对您经商的态度怎么样？您经商后事业发展得怎么样？"……对于这类问题，回顾者可能会想起更多的细节，从而描述自己"波澜壮阔"的经商的经历。通过倾听回顾者描述的事件情节，引导者可以得出相对"真实可靠"的信息。

（三）提问的技巧

一名优秀的人生回顾引导者，首先应当是一名高明的提问者。只有问得好、问得巧，才能引导患者说出人生经历的来龙去脉，吐露内心最真实的想法（表 3-1）。

表 3-1　提问技巧示例

访谈案例（节选）	注释
基本资料：王大爷，男性，65 岁，肺癌晚期患者，福建闽东人，第一单元访谈。	
引导者："请您谈谈儿童时期的经历。"	问题太宽泛，回顾者无从回答
王大爷："儿童时期？儿童时期就是那样……"（沉默不语）	
引导者："您是什么时候出生的呢？"	将问题拆解、具体化
王大爷："哦，我是 1955 年出生的。"	
引导者："在什么地方出生呢？"	
王大爷："在闽东地区。"	
引导者："您儿时住在那里吗？"	
王大爷："嗯。"	
引导者："请您谈谈您在那儿的生活，例如跟谁一起住等细节。"	
王大爷："那时候，我家里有 6 个兄弟姐妹，加爷爷、奶奶以及父母亲一共 10 口人挤在一个小破屋里。那时候的日子过得很苦，每天大家吃饭也吃不饱……"	王大爷打开"话匣子"
引导者："那您是怎么看待这段苦难的经历呢？"	提问"循序渐进"，由浅入深

访谈案例（节选）	注释
王大爷："虽然很苦，但我内心觉得是甜的。直到现在，回味起那段日子我还觉得美好。" …… 王大爷："那时候，我印象最深刻的是我妈妈生得好，大家都夸她，我经常听到。" 引导者："'生得好'是什么意思？能给我解释下吗？" 王大爷："'生得好'就是指长得漂亮啊，我们都这么说。" 引导者："哦，明白了，您刚才说您妈妈'生得好'，经常被夸奖是吧？" 王大爷："是的，她不但外表生得好，人也很勤快。我妈妈非常能干，可以说我们家离不开我的妈妈……"	"生得好"在闽东语系中意为长得漂亮，鉴于这是回顾者的惯用语言，因此在访谈时引导者也用"生得好"进行提问

1. **提问要"审时度势"**　在人生回顾访谈中，引导者面对的回顾者可能迥然不同，有的回顾者侃侃而谈，有的回顾者沉默寡言，有的回顾者顾虑重重、推托不谈。当遇到回顾者侃侃而谈、收不住话匣子时，引导者可以适时通过提问将谈话引向正题；当遇到不善言辞的回顾者时，引导者可以将问题具体化，循循善诱，避免冷场；当遇到怕说错话、推托不谈的回顾者时，则要讲明访谈目的，解除其后顾之忧。

2. **提问要"循序渐进"**　人生回顾访谈的提问表面上没有严格的顺序，但内在具有一定的规律性。人生回顾的提问通常会以时间为脉络，由易而难，由表及里，由浅入深，由近及远，由此及彼，层层剥开。不建议提问时"东一榔头，西一棒槌"，因为这可能使得回顾者感到一头雾水，不知道访谈的主题和重点。

3. **提问要"具体明确"**　在人生回顾访谈时可能会有一些相对宽泛的问题，例如"请谈谈您的儿童青少年时期。"这类问题给了回顾者较大的自由度，但这种笼统空泛的问题有时会让回顾者感到茫然，不知所措，不知道从何说起。因此，在访谈中的提问要有针对性，问得通俗易懂、具体明白，尤其是面对那些文化水平不高、不善言辞的回顾者，问题更要具体明确。

4. **提问要"通俗易懂"**　接受人生回顾访谈的对象往往生活背景各异、文化水平参差不齐。在人生回顾访谈中，引导者尽可能采用回顾者能接受的惯用语言或熟悉的语言进行提问。心理学研究表明，当个体听到熟悉语言的时候会觉得更加的亲切、放松，有利于谈话双方进行沟通。

5. **提问要"即兴发挥"**　人生回顾访谈中会有一些事先设定好的访谈提纲，设计一些相关问题。在实践中，访谈提纲中准备的问题可能与实际情况不相关或超出了预先的计划。然而，人生回顾生手或初学者"照纲提问"的现象屡见不鲜。因此，引导者必须要根据实际情况的变化"即兴提问"，使得提问准确恰当，以激发回顾者的兴趣，引起他们的"共鸣"。

二、倾听

（一）定义

《辞海》将"倾听"一词解释为侧耳细听。汉语语境中的"倾听"两字开始是分而用之。"倾"在《说文》中解释为："倾，侧也。"这是"倾"的最原始的意思。"听"由一个耳朵和两个口构成，其意在于：用耳朵感受声音，用耳朵接受别人的说话。《说文》中的解释："听，聆也。"据考证，"倾"和"听"合而用之最早见于《礼记·曲礼上》："立不正方，不倾听。"孔颖达疏："不得倾头属听左右也。"后引申为用心倾听。由此可知，"倾听"已超越了"听"仅为感受声音的基本含义，被赋予了更深的含义，即用心细听。在人生回顾访谈中，倾听也是基于"用心细听"这一基本涵义，认为听之以耳，更应听之以心。

（二）目的及意义

耳朵是通往心灵的路，倾听是了解别人的重要途径。倾听是交流的基础，善于倾听是引导者与回顾者有效沟通的最佳方式。事实上，在人生回顾访谈中，有时引导者与回顾者之间像是朋友，引导者以关注的心态倾听他们的心声，探询他们的内心世界；而有时引导者又像是回顾者的对手、揭秘者，通过不断地探询，层层展示他们的人生经历和内心世界。倾听是人生回顾中最常用的技术之一，学会倾听是人生回顾干预成功的先决条件，具有以下几方面意义：

1. **准确了解对方**　引导者可以通过认真倾听，了解回顾者的性格、工作经验、工作态度、兴趣爱好等，从而促进有针对性地深入沟通。

2. **激发对方打开心扉**　在人生回顾访谈中，倾听回顾者讲述自己的经历或看法时，引导者聚精会神地听，身体前倾，不时点头，适时回应，不仅是尊重对方，还会让对方打开心扉。

3. **获取回顾者的信任**　在实践中，我们发现许多回顾者有强烈的倾诉欲望，特别希望有人愿意倾听他们的心声。如果能倾听他们的故事，让其尽情表达，畅所欲言，会拉近引导者与回顾者之间的距离，从而获得他们的信任。

（三）倾听的阶段、内容与类型

1. 倾听的阶段 倾听是一个复杂的心理过程，包含了五个阶段（图3-1）。

（1）**接收：** 讯息的接收者是感觉器官，发出者是外界的刺激。值得注意的是，倾听不仅包含接收回顾者表达的语言内容，也包含回顾者的非语言讯息，例如在人生回顾过程中回顾者的哽咽、抽泣或遗憾的表情。

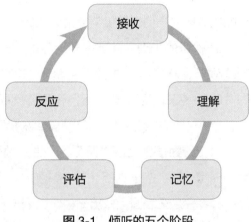

图3-1 倾听的五个阶段

（2）**理解：** 引导者应充分了解人生回顾者所传达讯息的深层次意义。

（3）**记忆：** 倾听的第三个阶段是记忆讯息。作为人生回顾引导者，应注重将所接收与理解的讯息，刻意保留在脑海中一段时间。

（4）**评估：** 在倾听人生回顾者讲述时，引导者虽然不开口，但在内心应该要对回顾者的陈述意图作出判断，从而推测这些讯息的潜藏意义。

（5）**反应：** 人生回顾引导者通过反应来检查回顾者所陈述的内容是否被准确接受和正确理解。

2. 倾听的内容 学者指出倾听的理论框架包含三要素，即事实、体验和需要（图3-2）。"事实"指引导者要从回顾者的言语中分析哪些是实际发生的事件，从而快速了解回顾者描述的事实。"体验"指的是回顾者对事件产生的想法、感受或情绪。理解回顾者的体验有助于引导者更好地回应回顾者的感受，从而建立信任和安全感。"需要"即引导者从回顾者表达

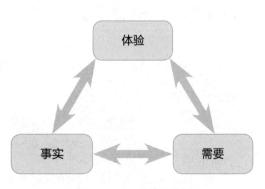

图3-2 倾听的理论框架

的"事实"和"体验"中分析其背后的"需要",有助于引导者洞悉回顾者内心的症结。例如,有回顾者说道:"那时我们家很穷,我没办法就辍学了,我感到很遗憾。如果当时我完成了学业,我现在也不会只是一个被人看不起的工人。"在倾听时,引导者应该要听出"家里穷""我辍学了"是事实;"很遗憾"是回顾者的体验;而回顾者真正的需要是得到他人的认可。事实、体验和需要是倾听框架的"铁三角",互相联系,环环相扣。引导者只有准确地从回顾者的话语中分析出这三个要素,才能真正地了解回顾者,有的放矢地引导他们评价与整合人生经历。

3. 倾听的类型 倾听有多种分类方式,根据倾听的态度分为获取信息式倾听、批判式倾听、感情移入式倾听和享乐式倾听。按照倾听的层次划分,分为行为层面上的"听"、认知层面上的"听"和情感层面上的"听"。值得注意的是,在实际操作中,"听"是一种直觉和感悟,不能机械地对倾听进行分类。

(1)行为层面上的"听": 人生回顾引导者在行为层面上的"听"意指倾听的态度,通常涉及"表面地听""消极地听""积极关注地听"三种状态。"表面地听"指的是引导者只是在表面上做出一种听的姿态,但实际上回顾者说了什么,没说什么,引导者并不清楚。这就类似于"一只耳朵进,一只耳朵出"的状态。"消极地听"指的是人生回顾引导者已经机械被动地听进了回顾者陈述的事件或经历,但实际上引导者并没有将这些话所表达的意义听进去。引导者好比是一台"活着的录音机",虽然他的脑海里可能已经将这些声音记录了下来,但并没有对回顾者所阐述的内容进行积极的思维理解活动,更别提情感上的共鸣。"积极关注地听"指的是人生回顾引导者将自己全部的注意力都放到回顾者身上,给予他们无条件的、真诚的关注。引导者已经沉浸在回顾者描述的情境中,目光、神情和姿态无不透露出对回顾者所陈述事件的兴趣。在这样的倾听中,引导者为回顾者创设了一个被尊重、宽松、安全的环境,有利于回顾者更加深入地探索自己的内心世界。显然,在人生回顾干预中,推荐的是"积极关注地听",应尽量避免"表面地听"和"消极地听",见表3-2。

表3-2 行为层面上的"听"

倾听的类型	举例
"表面地听"	人生回顾引导者身体向前倾,侧着双耳听一位回顾者讲述她童年时期跟小伙伴游戏的快乐时光。在回顾者讲到开心处哈哈大笑时,引导者也跟着笑。但实际上引导者此刻正走神,心里想的是:"这个奶奶皮肤还挺好,笑起来蛮有气质的,她年轻时一定是个美人坯子,应该有不少追求者。"这就是典型的"表面地听"

倾听的类型	举例
"消极地听"	一位回顾者向引导者描述她的婆媳关系，说道："近来我和婆婆的关系有所改善"，接着话锋转到别处。在访谈中引导者并不及时追问，"婆媳关系改善表现在哪些方面？为什么最近关系会改善？婆媳关系改善对您有什么影响？……"而是机械地听，没有进行深入思考，那么这位引导者的"听"就是"消极地听"
"积极关注地听"	一位引导者在倾听回顾者诉说她童年时期遭遇性侵犯的经历。期间，回顾者出现一些结巴，似乎有些难为情。引导者向回顾者投去真诚关注的目光并不时地点头表示理解，正是引导者真诚的目光、亲切柔和的语调和不加以评判的回应鼓励了回顾者大胆说出那段经历。回顾者说道："我以前从来没有跟别人说过这个事情，因为我觉得别人不会理解我。"这位引导者的倾听就属于"积极关注地听"

（2）**认知层面上的"听"**：认知层面上的"听"分成"强加地听""接受地听""建构地听"。"强加地听"指的是人生回顾引导者用自己的价值观和意义体系来理解和判断回顾者叙述的内容。"接受地听"指的是引导者将自身对事物的前见和价值判断暂时"悬置"，主动接受和积极捕捉回顾者发出的信息，力求从他们的角度去理解事件。"建构地听"指的是引导者在倾听时积极地与回顾者进行对话，在反省自己的"前见"的同时，结合回顾者发出的信息，与对方共同建构对现实的定义。总体而言，"强加地听"是从"引导者"的视角出发去理解事物，很容易过早地将其个人的观点强加给回顾者；"接受地听"是从"回顾者"的视角出发去理解事物；而"建构地听"是从两者的角度出发理解事物。在人生回顾访谈中，建议多采用"接受地听"和"建构地听"，而应该避免"强加地听"，见表3-3。

表3-3 认知层面上的"听"

倾听的类型	例子
"强加地听"	一位人生回顾者回忆自己育儿经历时，感叹道："即便我们付出了这么多，但我儿子初中时的成绩还是不太理想。"引导者脑海里立即出现"他孩子经常不及格、上课不认真听讲、不爱学习、班级倒数几名"的中学生形象。但实际上，这位回顾者的儿子就读于本区域内公认好学校里的"尖子班"，而不理想是因为他的孩子成绩排名未进入班级前三。但引导者先入为主，把"不太理想"认为是"差生"

倾听的类型	例子
"接受地听"	一位回顾者谈到自己当前生活时,说道:"我觉得自己很痛苦。'躺着生活'怎么会不痛苦呢?"引导者注意到回顾者提到"躺着生活",意识到这可能是回顾者对痛苦的一种独特理解,立刻就这个概念进行追问。通过追问,得知回顾者所说的"躺着生活"是由于疾病体能严重受损,这让他被迫卧床休息,生活起居都在床上。回顾者觉得这样的状态生不如死,是人生最痛苦的一件事。在这里,引导者暂时悬置了自己先前对"躺着生活"的理解,接受了回顾者的理解,从而更好地了解他的痛苦
"建构地听"	一位回顾者谈论他童年时期的经历,觉得自己童年时遭遇的困难是他这一生痛苦的来源。引导者在回顾过程中积极地与回顾者探讨童年的苦难,认为童年的苦难既有回顾者提到的那些负面影响,但也可能有一些积极意义。童年时期回顾结束时,回顾者说:"我觉得你说的也很有道理,其实我的苦难促成了我的成长,我以前从来没有想过。"

（3）情感层面上的"听":在人生回顾中,根据引导者的感情投入,可以将情感层面上的"听"分成"无感情地听""有感情地听""共情地听"。"无感情地听"指的是引导者在听的时候不仅未投入自己的感情,而且对对方的情感表露也无动于衷。"有感情地听"指的是引导者对回顾者的陈述有情感表露,能够接纳对方所有的情绪反应,而且表现出自身对其情感表达方式可以理解。"共情地听"指的是引导者进行无条件的倾听时,在倾听中与回顾者在情感上达到了共鸣,双方表现出同欢喜、共悲伤。在人生回顾访谈中,引导者应该学会"有感情地听"和"共情地听",避免甚至杜绝"无感情地听",见表3-4。

表3-4　情感层面上的"听"

倾听的类型	举例
"无感情地听"	一位回顾者向引导者倾诉自己遭遇丈夫"冷暴力"的经历,说到哀伤时忍不住落泪。如果此时引导者面无表情,且没有一些安慰性语言或没有在言语上表示同情,回顾者很可能认为引导者不近人情,不愿意再继续倾诉
"有感情地听"	一位回顾者向引导者倾诉自己对单位的贡献,但在推选科长时,领导却选拔另外一位年轻而有背景的人担任,他感到很愤怒。引导者全神贯注地听并微微点头,用表情告诉回顾者自己同情他的遭遇,此时就拉近了双方的距离,增加了回顾者对引导者的信任
"共情地听"	一位回顾者回顾她的孩子十年前因白血病逝世,自己悲痛欲绝,好几天没吃东西,好几个月没睡好觉。引导者听得十分认真,并难过、动情地说:"唉,这真的是一件非常令人难过的事。那段日子对您而言,真的是非常非常煎熬。"这说明引导者能够理解回顾者的丧子之痛,体会到对方的哀伤

（四）倾听的技巧与原则

倾听是一种艺术，也是一种技巧。倾听需要专心，引导者可以通过练习来发展这项技能，见表3-5。

表3-5 倾听技巧示例

访谈案例（节选）	注释
基本资料：季爷爷，男性，89岁，第一单元访谈。 　　开始访谈前，季爷爷客厅的电视机正在播放新闻。引导者在征得季爷爷的同意后，将电视机关闭。 ………	消除外在干扰
引导者："当时您父母出于什么样的原因，做出要搬到县城的决定？"……（季爷爷沉默2min）	
季爷爷："我想起来了，那时候是因为我叔叔一家在县城。他们托人带话给我父亲，让他们来县城打工……" ……	季爷爷此时正在记忆的长河中搜寻父母搬家的原因，需要一定的时间和空间保持沉默，因此引导者应耐心等待，容许沉默，并不因为打破沉默而急于发问
季爷爷："那时候家里很穷，根本没法供我上学。没法上学啊，你想想，没法上学能做什么？什么也不能做。没法上学真的是很苦啊，你就出去劳动，埋头苦干，干苦力活，谁叫你不认识字呢？你知道当时的工作环境有多么的苦啊，吃也吃不饱……" （陈述并抱怨与自身无关的外部社会历史故事约20min）	听取关键词"没法上学"并记录
引导者："嗯，是啊。当时的社会的确是有这样的情况。您刚才提到没法上学这件事。您觉得没法上学这个事是否给您造成了影响？"	不随意打断，让回顾者自由表达和宣泄，当回顾者的陈述告一段落后再对想深入了解的概念进行追问
季爷爷："影响非常大。坦白说，我很难过，也很遗憾。如果我那时去上学了，我这辈子可能会很不一样的。后面的那些不幸也会避免。我那时候知道家里人不让我去上学，我就跑到县城的郊区去大哭，那时真的太难受了。"（沉默）	
引导者身体稍微前倾，点了点头，眼睛流露出完全能够理解回顾者那种难过的心情。	容许沉默，应用态势语言进行共情倾听
季爷爷："但有时想想，这些啊，都是命。如果那时候我们家没有搬到县城，在乡下我反而还有书读……"	

1. 消除外在与内在的干扰　外在和内在的干扰可能会妨碍人生回顾引导者倾听。聆听时首先要尽可能消除干扰，把注意力完全放在人生回顾者的身上。一位良好的倾听

者必须尽量排除周围环境的干扰，包括客观环境的障碍和主观障碍。客观环境的障碍包括环境嘈杂和倾听者身体状态不佳等；主观障碍包括倾听者先入为主或固定思维等。

2. **巧用态势语言**　心理学家认为，人类思想感情的表达 45% 靠有声语言、55% 靠态势语言。人生回顾引导者在访谈时要注意自身的姿势，善用肢体语言。肢体语言包括自然的微笑、适度的点头、身体稍微前倾和回顾者坐的位置成 45° 角，不要交叉双臂及手不要放在脸上等。在倾听时，应该特别注意眼神的交流。"眼睛是心灵的窗户"，如果引导者将一双会说话的眼睛用于倾听，就会让人犹如见到老友一般备感亲切，促使回顾者的话匣子打开、真心话娓娓道来。与此同时，引导者的表情能表现出与回顾者感同身受，喜对方之所喜、悲对方之所悲、爱对方之所爱、怒对方之所怒，那么，回顾者就会与引导者产生心灵共鸣，被引导者的倾听而感动，因引导者的真诚而坦露。

3. **容许停顿或沉默**　在人生回顾访谈中，回顾者可能会出现停顿或小段的沉默。人生回顾初学者可能会无所适从，认为这是一种"冷场"。但回顾者沉默的原因很多：有的是情绪的反馈、有的是记忆的搜寻、有的是建设性思考、有的是同情的回味、有的是话题的过渡、有的是无言的默许，这些不能一概地斥之为"冷场"。有些沉默的出现是"此时无声胜有声"。当回顾者沉默时，引导者应该要容许沉默，不急于用提问打破沉默。在评估和判断回顾者可能的沉默原因后，再根据具体情况作出相应的回应。

4. **听取关键词**　所谓的关键词指的是描绘具体事实的字眼，这些字眼透露出某些信息，同时也显示出对方的兴趣和情绪。在人生回顾访谈中回顾者经常会重复关键词，引导者应该有意识地听取这些关键词，透过这些关键词，剖析和解读回顾者真正关心的、感兴趣的或者在意的经历。

5. **不轻易打断回顾者**　善于倾听的人生回顾引导者不会因为自己想强调一些细枝末节、想修正对方话中一些无关紧要的部分、想突然转变话题，或者想说完一句刚刚没说完的话，就随便打断对方。在人生回顾访谈中，引导者经常会碰到一些回顾者"滔滔不绝""天马行空"，这时引导者可能会认为回顾者已经"离题千里"了。但事实上，回顾者在回忆的时候通常有自己的动机和"逻辑"。可能那是他们内心深处很在意的事，他们有自由表达的需要。只有在他们充分表达了想表达的意思后，才会愿意就引导者提出的主题进行陈述。因此，引导者一定要耐心地倾听，在注意回顾者具体话语的同时，还要思考这些话语蕴含的动机、情感和需求。

三、追问

（一）定义与目的

《辞海》将"追问"一词解释为追根究底地问，追查。在人生回顾访谈中，追问是指沿着回顾者谈话的线索和思路，紧紧追踪，问出细节，问到"水落石出"的提问方法。事实上，追问的雏形可以一直追溯至苏格拉底的"产婆术"。苏格拉底喜欢用问答的方式和他的学生们讨论各种问题。在谈话中，苏格拉底用一步步地反诘使得谈话深入，促使真理的再现。这种反诘的追问方式一直被沿用至今。在人生回顾访谈中，追问的最主要目的在于帮助引导者或回顾者捕捉人物、事件或者经历的具体事实、细节及情感。

（二）方式与类型

按追问方式的不同，将追问划分为直线式追问、具体化式追问、迂回式追问、抽象式追问等。

1. **直线式追问**　为了获取更多的信息，逐步深入地追问称为直线式追问。直线式追问可以使回顾者逐步进行思考，从而挖掘更多相关信息。

2. **具体化式追问**　具体化式追问旨在让回顾者用具体化的实例来解释自己的真实想法。只有让回顾者说出自己的想法，引导者才能真正有效地关注他们的情感或态度。

3. **迂回式追问**　迂回式追问是通过让回顾者的思维绕到问题的侧面或反面来思考，从而帮助回顾者重建观念、情感或态度。

4. **抽象式追问**　引导者从实例入手，经过不完全归纳法将概念抽象化的过程中的追问，叫抽象式追问。此类追问在人生回顾实践中较为少用。

（三）追问的技巧

追问法适合引导者鼓励回顾者说出事件的细节及来龙去脉时应用。在追问过程中，要把握一定的技巧，例如"适时"和"适度"。否则，回顾者会觉得引导者的追问像"审问"，见表3-6。

表 3-6　追问技巧示例

访谈案例（节选）	注释
基本资料: 李奶奶，女性，70岁，结肠癌晚期患者，第二单元访谈。 …… **李奶奶**: "那时候，我住在我婶婶家。叔叔很好，但婶婶不好，但那时觉得，反正人在屋檐下，不得不低头。我叔叔那时候是做生意的，那时候做生意的很辛苦……"（聊了很久叔叔做生意的细节） **引导者**: "您刚才提到了住在婶婶家，觉得人在屋檐下，不得不低头？能详细地跟我谈谈您当时的想法吗？" **李奶奶**: "当时，因为我父母不在的缘故，我只能寄住在我婶婶家，没办法。她肯定比较爱自己的孩子，有什么都是自己的孩子优先啊，我记得有一次别人送了点儿麦芽糖……" **引导者**: "您说的我能理解。您刚才谈到了'人在屋檐下，不得不低头'，就当时的您而言，您是什么样的感受？" **李奶奶**: "感受不太好，觉得难过。我觉得很孤单，没有父母的人啊……" …… **李奶奶**: "你说嘛，生活苦是苦，但终归还有快乐的时刻。" **引导者**: "那您能具体谈谈这些快乐的时刻吗？" **李奶奶**: "我印象最深刻的是那时候我很爱看书，读《红楼梦》。那时候没有什么书……"	引导者想深入了解回顾者说的"人在屋檐下，不得不低头"的深刻含义，因此在此处先进行记录，待回顾者充分表达自己后，再借用回顾者自己的语言进行追问 继续追问，语气柔和，由浅入深 具体化式追问

1. **追问要适时**　在人生回顾访谈中，把握好追问的时机至关重要。"追问的时机"指的是引导者就有关问题向回顾者进行追问的具体时刻。一般认为，在访谈开始的阶段不建议引导者进行追问。访谈初期，引导者与回顾者处于建立信任的时期，此时若急于追问，可能会给回顾者无形的心理压力，破坏了轻松和信任的氛围。如果在实施人生回顾过程中，引导者发现自己对一些具体的细节不太清楚时可以加以记录，等到回顾者充分表达后，再进行追问。

2. **追问要适度**　人生回顾中追问的度需要把握。在人生回顾访谈中，我们不建议在一段时间内频繁地追问。苏格拉底式地追问很有可能引起回顾者的反感。此外，频繁地追问也会将完整的访谈节奏打乱，使访谈变得七零八碎。

3. **追问要"柔和"**　在追问时，引导者要特别注意自己的情感和态度，避免生硬的态度。引导者追问的态度和语气都要同谈话的气氛保持协调一致，而不要把追问变成

"审问"。此外，还要考虑到回顾者的感情、引导者与回顾者之间的关系以及问题的敏感程度。如果问题比较敏感或尖锐，例如与晚期癌症患者谈及死亡话题时，引导者应该采取迂回的办法，以避免正面追问带来突兀。此外，追问时可以使用回顾者在访谈中提及的语言与概念。

四、回应

（一）定义与目的

在人生回顾访谈中，引导者除了要适时地提问、追问，认真倾听，还要适当地作出回应。《辞海》将"回应"一词定义为回答他人的问话或响应他人的言语、行为。在人生回顾访谈中，"回应"指的是在访谈过程中引导者对回顾者的言行作出的语言和非语言的反应。

一个完整的沟通包括传达信息、接收信息、回应信息及传达者接收反馈信息。在沟通过程中，一旦回应这个节点缺失或者不当，就会影响整个沟通效果。在人生回顾访谈中，回应能够将引导者发出的信息传递给回顾者，从而促进双方共同构建交流。引导者的回应不但直接影响回顾者回顾内容的深入，还可能影响回顾的节奏。

（二）回应的层次与方式

根据引导者的反应程度，回应可分为五个层次。①完全以自己为中心，没有回应对方的意思，体现为质疑、保证、评判、建议。②回应对方说话的内容意义，但忽略对方的情绪感受。③回应对方说话的内容意义以及情绪感受。④回应对方说话的内容意义、情绪感受以及弦外之音。⑤回应对方说话的内容意义、情绪感受、弦外之音并给予一个行动建议。人生回顾要求引导者尽可能深层次地回应回顾者。在人生回顾访谈中，回应回顾者的方式多种多样，可能是微微一笑，可能是点点头，也可能是一句肯定的话语。一般来说，引导者回应回顾者是表达自己对他们观点的接受、态度的理解、情感的共鸣或是陈述的疑问。在人生回顾访谈中最常见的回应方式包括：认可与鼓励；自我暴露；重复、重组和总结。

1. **认可与鼓励**　"认可"指的是引导者对回顾者所陈述内容表示已经听见了，希望对方继续说下去；或是接受、欣赏回顾者。引导者对回顾者表示认可，可以通过点头、微笑或是肯定的眼神等非语言行为；也可以通过"嗯""是的""对""就是那样""的确"等语言行为。不管是语言还是非语言行为，适时的认可都能让回顾者感受到自己得到了关注、接受和欣赏，从而愿意继续分析自己的经历与体验。有学者研究表明，当引导者做出上述认可的行为时，回顾者的答案比无上述行为长3倍。这些认可的回应方式还兼具鼓励的功能。有时，回顾者可能对某些冲突感到难以启齿或者犹豫不决、是否继续分享，此时引导者可采用特定的语言鼓励回顾者谈下去。例如引导者对回顾者说："我觉得您刚才谈到的这件事很有意思。"当回顾者得到肯定时，他们可能倾向给予更加详细地描述。

2. **自我暴露** "自我暴露"指的是引导者对回顾者所陈述的内容就自己有关的经历或经验作出回应。例如，当回顾者谈到高考失利时，引导者说："跟您一样，我高考也失利过，所以您的那种失落的心情我很能理解。"自我暴露可以让回顾者感到引导者也曾有过类似的经历和体验，容易引起共鸣，有助于拉近双方的距离，营造平等、轻松的氛围。

3. **重复、重组和总结** "重复"指的是引导者将回顾者刚才所叙述的内容原原本本地重复一遍。既可以引导回顾者继续就该事情的具体细节进行陈述，也可以检验自己对这件事情听取或理解是否准确无误。例如，一位回顾者在回忆儿童时期他几乎每天都去游泳的事情，引导者想进一步确认时，可以重复："儿童时期您几乎每天都去游泳啊。"这时候，回顾者就接着谈道："是啊，我几乎每天都去，不论春夏秋冬，因为我真的很喜欢游泳。本来我是不会游泳的，有一次……"回顾者顺着引导者重复的思路展开了更多关于他童年游泳的细节。"重组"指的是引导者将回顾者所说的话换一个方式说出来，检验自己当前的理解是否正确。沿用前例，引导者对回顾者的话进行重组，说："您那么喜欢游泳啊，那是您的兴趣爱好吗？"这时，回顾者可能会接着说："是啊，我特别喜欢游泳。我喜欢游泳是在8岁那年。那时候发生了一件很有意思的事……"接下来回顾者可能会对游泳细节进行进一步的描述。"总结"是引导者将回顾者所陈述的内容用几句简要的话概括出来，目的是帮助对方理清思路，鼓励对方继续访谈，同时也可以检验自己的理解是否正确。沿用前例，引导者对回顾者的话进行总结，说："您那时候决心学游泳，是因为8岁那年您差点在泳池溺亡，是吗？"如果对方同意这个总结，就会进行确认。如果这位回顾者不同意，也可能会说："这是一部分原因，但其实还有另外一个原因，那就是因为我看到我爸爸会游泳，我很崇拜他。我爸爸说来也算是游泳健将……"回顾者接着回忆起了他爸爸对他学会游泳的影响。总之，不论是重复、重组还是总结，均从引导者的角度为回顾者理清思路并鼓励他们继续说下去，同时引导者也可以借助这三大回应方式确认自己的理解是否准确。

（三）回应的技巧

1. 把握时机　在人生回顾访谈中，回应是一件自然而然的事，要让回顾者和引导者都感到自然、及时。回应是促使回顾者的回顾进程如行云流水，顺畅地沿着回顾者的思路往前流动。回应的时机取决于具体的访谈与回顾情境。例如，在人生回顾访谈中回顾者谈到自己小时候救人的事迹时，他的神情告诉引导者他此时渴望得到肯定，因此引导者就应该做出适当的回应，例如说"您真棒"，或是微笑地竖起大拇指。

2. 适度原则　回应一定要遵循适度的原则，过犹不及，反而会影响回顾的效果。例如，沿用上例，回顾者在回顾救人事迹时，应该给予肯定的回应。但如果过度使用肯定的回应时，则会让回顾者觉得引导者很浮夸，有故意奉承的嫌疑。

回应时，引导者最好不要过多地使用同一种回应方式。例如，引导者不断地使用重复，回顾者可能心里会想："你是复读机吗？为什么一直重复我的话？"引导者的自我暴露也要适当，过多的"自我暴露"可能会使得访谈的重心转移到引导者身上，产生喧宾夺主的感觉。例如，一位回顾者正在回忆童年时期发生的事情，当回顾者回忆到自己小时候成绩不太好的时候，引导者说："我小时候成绩也不太好"；当回顾者回忆到自己很喜欢上山采笋时，引导者说："我小时候也特别喜欢上山采笋"；当回顾者回忆到小时候父母几乎没管他，引导者说："我爸妈也是放养我，我也是很难过。"过多的自我暴露，可能会让回顾者产生反感，想："为什么你小时候什么事都和我一样，我们生活的年代又不一样。"值得注意的是，引导者暴露自己类似的经历不一定能够说明对方的情况。例如，引导者说："我爸妈也是放养我，我也是很难过"时，回顾者可能心里会想："我并不觉得父母的放养不好，相反我觉得正是这种'放养'给了我快乐的童年。"此时，引导者的这种暴露并不能引起回顾者的共鸣，甚至对访谈产生抵触情绪。

3. 避免使用论说型回应或评价型回应　论说型回应指的是引导者利用自身的经验、自己的角度或者社会科学中现有的理论对回顾者所说的内容做出回应，进行评说。例如，一位回顾者在回忆青年时期惧怕婚姻，害怕步入婚姻生活时，引导者根据自己近期阅读的一些著作进行回应："我知道您为什么会这样了。心理学上认为您的这种恐惧心理来自内在的情感阻塞以及心理创伤经历。您一定是看到某对夫妻或者您父母情感不好吧？"引导者的这种专业回应显示出引导者的优越感和霸权，这种方式很容易使回顾者感到自己被剖析，而不是被理解，从而产生排斥心理，不想继续谈下去。因此，在人生回顾访谈中，引导者应尽量避免使用论说型回应。

"评价型回应"指的是引导者结合了自己的人生价值观，对回顾者所陈述的内容进行价值上的判断，将其标签化为"好"与"不好"。例如，一位中年回顾者在回忆自己刚结婚时为什么选择当"丁克一族"，引导者出于自己的价值取向回应："我觉得孩子是一个家庭的中心，能增强凝聚力，'丁克'真的不是太好的选择，您想想，等您老的时候，看到别人都膝下承欢，而您孤苦伶仃，那时候该多么孤单啊！"而这位回顾者可能认为'丁克'是对自己人生的解放。再比如，一位癌症患者在谈论自己生病前多么努力工作时，引导者回应："干这么辛苦又是为了什么呢？真的没有必要，您看健康才是最重要的。"而这位回顾者在回顾辛勤工作时可能是想得到别人的认可。不难看出，在评价型回应中往往贯穿着引导者自身的价值取向和判断，这样的评价型反应会让回顾者觉得自己没有被充分尊重。此外，回顾者会感到引导者喜欢站在道德的制高点对自己进行评头论足，因此在接下来的访谈中，回顾者可能会选择少说或隐瞒自己的真实想法，见表3-7。

表 3-7　回应技巧示例

访谈案例（节选）	注释
基本资料： 林爷爷，男性，72岁，第二单元访谈。 **林爷爷：** "我那时候真的全靠自学，哪有什么老师呀，白天下地，晚上就自己看书，之后就去考试了。成绩出来时，队长对我说，你考了全县第三名，太厉害了……"（自豪大笑）	
引导者： "那真的是很棒！"（点头、微笑）	适时认可（语言＋态势）
林爷爷： "是呀，学习能力我还是有的。我这个人最大的优点就是学习能力强。我很喜欢观察和思考……"	
林爷爷： "……我上大学的时候可是一分钱没花家里的。"	
引导者： "您说您上学时没花家里一分钱，是吗？"	重复
林爷爷： "是啊，我那时候都是勤工俭学。我还发现了一个商机——卖拖鞋。那时候我是怎么发现这个商机的呢？说来很有意思，我去我初中同学那里玩……就靠这个卖拖鞋我也是赚了一笔钱。"	
引导者： "所以，总的来说您大学时在经济上是比较独立的，是吗？"	总结
林爷爷： "完全可以这么说。我这个人就是好强，我不喜欢依靠他人……"	

人生回顾访谈高阶技巧

一、回忆

（一）定义

《辞海》将"回忆"解释为对往事的追忆。在心理学上，回忆是恢复过去经验的过程，是记忆"识记、保持、回忆与再认"中的第三环节。在人生回顾干预中，回忆是指过去的事物在头脑中重新呈现的过程。

（二）回忆的类型

根据回忆是否有预定的目的与任务，可以将回忆分为有意回忆和无意回忆。顾名思义，无意回忆是指没有预定目的，自然而然或由于某种诱因触发想起某些经历或经验。例如，人们在日常生活中，会突然出现往事涌上心头，或是听到一句乡音勾起乡情等。有意回忆是有回忆任务、自觉追忆以往经验的回忆，其目的是根据当前需要回忆特定的记忆内容。例如，在人生回顾中，引导者刻意引导回顾者就某一个特定事件的细节进行回忆。根据回忆的方式，回忆可以是直接的，即直接回忆起所需的内容；也可以是间接的，即通过某些线索或中间环节才回忆起所需内容。间接回忆和思维活动密切联系，借助于判断、推理才能回忆起所需内容。在人生回顾过程中经常同时出现有意回忆和无意回忆、直接回忆和间接回忆。

（三）回忆的内容

人生回顾的内容包括人生历程中的重大事件，按照事件的性质可以分为积极事件、消极事件和中性事件。积极生活事件，也称正性生活事件，能让人产生愉悦的情绪情感体验，促进情绪向积极方面发展，进而提高生活的积极性，有利于个体的身心健康。消极生活事件，也称为负性生活事件，会使个体产生不安、消沉、焦虑等消极情绪情感体验。中性生活事件是指对个体情绪状态的变化无影响的事件。值得注意的是，不管是正性生活事件、负性生活事件还是中性生活事件，回顾者个人主观感受始终贯穿其中。俗话说："至于有法无法，有相无相，如鱼饮水，冷暖自知。"回顾者自己经历的事情，自己知道甘苦。也许普世价值观下的消极事件对回顾者而言却是积极生活事件。例如，一般人们认为离婚是压力事件，但某一回顾者谈道："我终于下定决心离婚了。当我拿到离婚证书的时候，我觉得我又自由了。我终于知道我自己真正想要的生活是什么，可以按照自己的生活方式重新开始生活了。所以，那天我特别开心。"

按照事件发生的前后顺序，人生回顾的内容可以按照人生阶段进行划分。一般而言人生回顾回忆的阶段包括童年时期、青少年时期、成年时期和老年期。但不同的学者在人生回顾具体实施中可能有所差异。例如，有的学者在对晚期癌症患者进行人生回顾时，将疾病时期单独作为一个阶段进行回顾。每个时期回顾的内容除了一般个体成长过程中的共性事件外，如上学、工作等，还包括个体自身独特的一些经历。

（四）促进回忆的技巧

1. **充分的告知**　充分的告知是实施人生回顾的首要任务之一。首先，引导者应该告知回顾者人生回顾的目的、内容、程序、益处与风险。只有在回顾者充分了解并同意参与人生回顾的基础上，他们才可能在后续的回忆中畅所欲言。

2. **建立专业的信任关系**　回顾者对引导者的信任是顺利展开回忆的基本条件。在干预初期，建立信任的专业关系显得十分重要。在回顾者正式进入回忆前，引导者应先向回顾者自我介绍并出示可靠的身份证明，还要向回顾者说明来意，以及基本的工作原则，如保密原则和自主原则等。此外，引导者也可以通过自我暴露增加回顾者对引导者的了解，从而增强其信任感。

3. **创设良好的回忆氛围**　首先，注意确保访谈环境的私密性。注重保护回顾者的隐私是双方发展信任的关键，也是鼓励回顾者回忆的基础。在个体人生回顾时，要注意请配偶或者家属暂时离开，留下引导者和回顾者单独交谈。因为家属在旁时回顾者可能会有诸多顾虑，从而刻意隐瞒一些经历。例如，有一位回顾者早年在外打工时吃了很多苦，但他不希望这段苦难经历被他的妻子或者儿子知道。因此，若此时他的妻儿在旁，他就不会分享这段经历。此外，还应该保证回忆是在良好的物理环境中进行，例如室内光线良好，温湿度适宜，安静无噪声等。

4. **巧用人生回顾基本技巧**　在回忆的过程中，人生回顾基本技巧的应用始终贯穿其中。引导者应灵活使用提问、倾听、追问、回应的技巧，才能让回顾者感到被接受、被尊重，从而对相关事件进行更多地深入回忆。例如，一位回顾者在谈到自己婆婆时因愤怒、委屈而哭泣，此时引导者则在一旁默默倾听、点头、递纸巾等表示同理。

5. **巧用辅助工具** 人生回顾是对回顾者一生经历的回忆，时间跨度比较大。众所周知，人的记忆力受时间限制，很多往事可能被遗忘。可以借助一些辅助工具来激发患者的记忆（详见第四章）。

6. **以故事引故事** 当回顾者回忆有困难时，引导者可以采用"以故事引故事"的策略。例如，有一位沉默寡言的回顾者沉默了很久，他似乎无法回忆出更多那个时期自己发生的事件了。这时候，引导者结合回顾者的生活年代说："我记得我奶奶跟我说过，在你们那个时期大家吃的是大锅饭。就是大家一起劳动，一起吃饭。不过我不太清楚是不是每个地方都是这样。"回顾者立即回应："是这样的。我那时候也是吃大锅饭。那时候我在 ×× 公社。每天我们吃完饭就去干活，刚开始我非常勤快，但后来……"

二、评价

（一）评价的定义

《辞海》将"评价"解释为评估人、事、物的优劣、善恶美丑或合理与否。在人生回顾中，评价是指回顾者在回顾过去的事件时，对这个事件进行评估、权重、价值衡量的过程。评价是人生回顾最重要、最独特的部分，具有重要的意义。苏格拉底曾说过："未经审视的人生是不值得过的。"我们需要回顾和评价过去的事件，并真正去理解这些事件对现在和未来的影响。理解是产生新的意义和实现人生回顾整合目标的关键，能帮助我们更好地接受生活原有的样子。引导者在人生回顾中不仅要帮助回顾者梳理其人生历程的主题，还要引导其评估这些人生历程如何影响他们过去和现在的行为。

（二）评价的类型

在人生回顾中，评价可以划分为无意评价与有意评价。无意评价指的是没有预定目的，自发地评价某些事件和经历。在日常生活中，许多人会自然而然地评价自己过往发生的事件以及自己的行为。这种评价是自然发生的，并不需要第三方刻意地引导。例如，某个回顾者在回顾自己高中时代刻苦学习的经历时说："真的很庆幸，如果我当时没有那么努力，我现在肯定还在乡下'面朝黄土背朝天'。所以，我很感谢当时的自己，也很珍惜现在的生活。"该回顾者在回顾自己努力的事实上，自然而然地对自己的努力做出了正性的评价。

有意评价指的是有预定目的，刻意对某些事件和经历进行的评价。在人生回顾中，有些回顾者对事件的评价并非自然而然的。他们往往习惯于陈述事实本身，可以很详细地回顾事件的各个细节，但鲜有个人的观点、感觉或价值判断。这时候引导者应通过提问让回顾者刻意做出评价，并引导他们赋予新的意义。

（三）评价的程序与策略

1. **评价的程序**　评价是人生回顾最独特的一个环节。有学者认为引导评价包括以下几个步骤：①认真倾听回顾者所说的话，鉴别出回顾者陈述中的微妙之处及其所伴随的情感色彩。②引导者通过适当的回应并要求回顾者澄清，引导回顾者评价相应的情境。③询问回顾者的想法和感受，从而引发评价。④给回顾者足够的时间进行评价，然后进行反馈。⑤将重新评价过的想法整合或融入回顾者的生活故事中。

2. **评价的策略**　在人生回顾干预中，评价是核心，也是难点，这里介绍几种常用的引导评价策略：

（1）**重温美好，愉悦自我：**此类策略常用于对积极事件的评价。回顾者在回忆过去美好时光的时候，自然而然地重拾快乐。例如，一位回顾者忆起童年时代跟小伙伴去山上采野果的趣事时，哈哈大笑，说："那时候过得好开心！"

（2）**情感表达，宣泄不快：**在人生回顾中，引导者应鼓励回顾者尽情诉说，将压在心底的负性情绪表达出来。表达本身就是情感宣泄的一种方式，有助于缓解个体的不愉快情绪。例如，一位回顾者一直抱怨和吐槽她婆婆处事的态度与行为。倾诉后，回顾者如释重负地说："说出来后我的心里没那么压抑，舒服多了。"

（3）**回忆付出，肯定贡献：**肯定个人的成就与贡献是有效人生回顾的重要组成部分。引导者要促进回顾者回忆其对家庭或社会的付出，并作出正面、肯定的价值判断，赋予积极的意义（表3-8）。

表 3-8　积极事件评价策略示例

访谈案例（节选）	注释
基本资料： 吴奶奶，女性，76 岁，第四单元访谈。 …… **吴奶奶：** "我那时候建议我们要把房子先修建起来。没有房子，大家住在破屋子里，哪里像个家，但家里其他人不太同意啊。我就不管他们，自己叫来了建筑师傅开始动工了。建房子过程中，人手不够的时候，我也去帮忙。我心想房子一定要建起来呀。后来房子建起来了，大家也都很开心啊，大家已经忘记了自己最早还是不同意的，你说是不是？" （自豪地笑）	
引导者： "是呀，现在再看您的这个决定，您如何评价呢？"	
吴奶奶： "我想想，我跟你说，我觉得这是一个百分百正确的决定，后来也证实了。房子建了以后，我们家一切都很顺利。老大生意红火起来了，老二考上了公务员，老三也去留学了。而且，有了那个房子，大家才会聚在一起生活啊。现在节假日什么的，他们都会回来看我们老两口。我说这个房子建得很值啊。"	引导回顾者对"建房子"这个决定进行评价
引导者： "所以您为您的家庭做出了一个正确的选择，对吗？"	
吴奶奶： "对的，对这个家庭而言，我做出过很多正确的选择，包括建房子，还有坚持让孩子们上学。以前，邻居说你家有 3 个男孩，让他们早点儿出去打工赚钱啊。我不这么想，我当时想，我再苦再难，也要把孩子们供去上学啊。读书才可以改变命运啊。我大儿子说：'妈妈，我不读了，我想早点儿出去赚钱给家里。'我说：'你说的什么话啊，不要目光那么短浅'……"	进一步确认
引导者： "所以，您为这个家做了很多。"	
吴奶奶： "是这样啊，我对这个家是有功劳的。要是靠我老伴儿，没戏。他是不会做决定的人。有一次……"	引导回顾者肯定自我 回顾者肯定自己对家庭的贡献

（4）**转换视角，发现意义：** 在人生回顾中，时常会遇到回顾者对过往感到遗憾、悔恨，这往往与他们只看到事物的一面有关系。引导者无法改变回顾者的过去，但可以改变他们对过去的看法，让他们用崭新的视角去看待事物，并赋予那些负面事件新的意义。例如，在面对曾经的失落和遗憾时，可以引导回顾者看到"塞翁失马，焉知非福""一切都是最好的安排""所有的过往都是美好的经历"等（表 3-9）。

表 3-9　负性事件评价策略示例（重新发现意义）

访谈案例（节选）	注释
基本资料：王大爷，男性，66 岁，第三单元访谈。 …… **王大爷**："我真的非常遗憾。没有继续读书是我人生中最遗憾的事。" **引导者**："如果当时读书了，您的生活会变得怎么样？" **王大爷**："如果当时继续读书，我就会考大学，当一名老师，写写书，结局可能跟我的设想不一样了，可惜环境不允许。" **引导者**："也不是没有这个可能啊。所以说每件事都有利弊，您那时虽然没去学校接受教育，但您在社会上接受了教育，习得了技能，是吗？" **王大爷**："是的，我后面不读书了，自己去师傅那里学习了木工的手艺。后来出去打工，有一天突然觉得打工没有意思，就自己拉了几个朋友开了家具厂。家具厂刚开业，效益不怎么好。但慢慢地，我跟那些大老板熟悉了，自然人家就会介绍生意，所以家具厂规模越来越大，后面又开了分厂。" **引导者**："那您是怎么看待自己开家具厂这个事呢？" **王大爷**："本来开家具厂是出于无奈。不过后来效益好了，一切都顺当了。我也认识了我老婆，她是我同事，后面结婚，生了 4 个孩子，两男两女，他们都很棒，日子也还算红火了。" **引导者**："您在家具厂认识了您的妻子。您想想，如果您当时去读书了，您可能就不会开家具厂啦，也不会认识您的妻子了，而且您刚才自己也说过，当时的环境难以保证自己能够如愿以偿，成就自己的梦想。所以说，没读书虽然有些遗憾，但换个角度来讲，也正是命运对您最好的安排，您觉得是吗？" **王大爷**："你说的也很有道理啊……"	没读书是回顾者心里的遗憾，但回顾者在感到遗憾时可能更多地看到了"没读书"这件事的坏处，引导者试图帮助回顾者发现"没读书"这个负面事件新的意义并接受现实

（5）**合理归因，减轻负疚**：在人生回顾中，经常会遇到一些由于不恰当归因，而使得内心充满负疚感的回顾者。这类回顾者往往将负性事件的发生原因归咎于自己，认为自己是罪魁祸首。例如，有回顾者谈及母亲逝世时，将母亲的死归咎于自己的"不作为"。此时，引导者可尝试帮助回顾者进行合理归因，如归因于当时医疗水平的局限等。合理归因能在一定程度上减轻回顾者的负疚感（表 3-10）。

表 3-10 负性事件评价策略示例（合理归因）

访谈案例（节选）	注释
基本资料：李先生，男性，55 岁，第三单元访谈。 李先生："我那时候（1998 年）还在部队里，马上快退伍了。我妈妈得了肺癌晚期，但家里没有人告诉我。等我退伍回来时，妈妈已经快不行了。那时候我带她去 ×× 医院看，医生说·'这个已经很晚期了，人带回去吧。'不久，她就走了。她走了以后好几年我都没吃好、睡好，身体一下子变得不好起来，本来我是当兵的，生活作息十分有规律。" 引导者："为什么会这样呢？" 李先生："我觉得我很对不起我妈妈啊。我想如果我能早点儿从部队回来，我妈妈就不会死的。我当时没有从部队回来，没回来照顾她。" 引导者："所以后面您就觉得，都是因为自己没及时回来带她去看病，才导致您母亲的离世，您为此感到内疚是吗？" 李先生："对的，非常内疚，我现在想起来还觉得难过。" 引导者："是的。您母亲发现这个病的时候是哪期了呢？" 李先生："一发现就是晚期了。" 引导者："那一年是 1998 年，是吗？" 李先生："对的，是 1998 年。" 引导者："在 1998 年的时候，我们的医疗技术水平还是比较有限的。如果当时您一发现母亲生病了，就带她去看，不知道情况会怎么样？" 李先生："可能也好不了。我后面带她去医院看，医生也是说：'这个病已经没有救了。你带她回去，想吃啥就弄给她吃。'" 引导者："所以您妈妈的离开并不是因为您的迟到，而是因为这个病，是吗？" 李先生："是的，那时候确实也没什么好的办法，医疗技术也不发达。"（沉思）	从对话中可以看出，李先生将母亲的离世归咎于自己没有及时回来带她去看病。经过引导者的引导，回顾者逐渐意识到自己的"迟到"并非母亲死亡的真正原因

（6）**善意诠释，引导释怀**：在人生回顾过程中，有时变更视角，帮助回顾者做出善意的、合乎本性的诠释，让回顾者看到不同格调的人生故事。仕此处，我们借用其他研究者的案例进行说明（表 3-11）。

表 3-11　负性事件评价策略示例（善意诠释）

访谈案例	注释
引导者在人生回顾中遇到一位老年人。这位老人讲述自己小时候的故事。他回忆起自己 9 岁的时候，作为家里的老大，和母亲一起出去为 7 个弟妹寻找食物时，在路上饿倒了。那时候，他的母亲为了救他，悄悄去店铺拿了几块饼干，结果被那家主人抓住了，当众羞辱了他的母亲。那时候，看着自己的母亲被人围着指指点点，感到又羞愧又难过。这位老年人在讲述这个故事的时候，声音一次次的哽咽，并反复对引导者说："偷别人的东西是很不道德的事，但是我的母亲当时确实是没有办法了，她舍不得让我饿死，家里还有 7 个孩子等着她带吃的回去，如果真的有一点办法，她是肯定不会这么做的。"	在这个故事里，老年人的内心同时存在着两种很矛盾的感情：一种是道义上的，他觉得自己的母亲偷东西有违道义。另一种是感情上的，母亲是为了救他才去偷东西的。因此，他的内心既感到不安又对他母亲感到感激
引导者重新"改写"了老年人的这段故事，将这个故事进行了善意的诠释。在老年人的回忆录上，他们写道："那个时候，身边很多人被饿死或者冻死，为了应付生存困境，有许多父母把自己的孩子送走。我们家虽然一贫如洗，但父母亲不愿舍弃我们兄弟姐妹中的任何一个，坚决把我们留在自己身边，想尽一切办法养活我们。家中没有食物，母亲就出去捡那些别人丢弃的菜根，到处找别人吃剩的饭菜，找到后自己舍不得吃，拿回家小心翼翼地分给我们。有一次，母亲好几天没找到吃的东西，眼看着我们被饿得奄奄一息，母亲心急如焚，没有办法的情况下就去小吃店悄悄拿了几块薄饼准备带给我们吃，不料被小吃店的人发现了，大声斥责了我的母亲，并让我母亲站在店门口，引来了很多人围观，看到母亲被人斥责和羞辱，我心里很不是滋味。但是当时我的母亲却很平静，她说：'只要不饿着你们，让我上刀山下火海我都愿意。'每当想起母亲的这句话，我都会热泪盈眶，是要有多深沉的母爱才能让我母亲这样一个有尊严的人放下面子、不惜一切地去为我们争取生存的机会。我的母亲是一个伟大的母亲，我爱我的母亲，也深深地感谢她赋予我们的一切！"	研究者提到，在与老人校对回忆录时，老人看到这段话，顿时老泪纵横，一直反复说"对！对！对！就是这样，就应该是这样，我的母亲真的是一个伟大的母亲，她为我们吃了好多苦，可惜走得早，我们没来得及报答，如果有下辈子一定报答！"经过如此善意的诠释后，老人感觉到被理解，对母亲的感恩会远多于愧疚，回想起来不再会感觉羞辱和难过交加，而是对母亲的感恩和对当下生活的珍惜

三、整合

（一）定义与作用

　　《辞海》对"整合"的定义是集结不同的意见或事物，重新统合，成为新的整体。

在人生回顾中，当整合作为名词时，它强调的是回顾者已经达到的状态；作为动词时，是指回顾者在回顾过去经历或者一直未被解决的冲突的基础上，重整对这些事件的看法，从而使自己能够接纳过去，接纳生活原有的样子。埃里克森心理社会发展理论中提到，老年阶段的矛盾是绝望与自我整合。自我整合是将生命里的所有部分整合成一个整体，接纳自己的人生，最终获得智慧。

（二）整合的方式

1. 重温重要成就 人生回顾的整合单元为回顾者重温成就提供了一个良好的机会。在这个单元，我们通常会问回顾者："您一生中最满意／最自豪的是什么？"当回顾者在人生的长河中再次回溯过去的成功以及那些令人欣慰的时刻时，他们就会出现正面的情绪。当再次确认这些成功时，他们会更加积极地看待自己的人生，在自我满足中完成人生回顾。

2. 重构艰难的时光 整合单元是人生回顾中最后一次帮助回顾者回溯痛苦并重构的机会。在这个单元，通过回顾者的描述，我们可以检视他们是否已经将过去困扰自己的负性事件进行自我重构。我们通常会问回顾者："您过去最不开心／最艰难的是什么？"如果引导者发现这些负性事件依然困扰着回顾者，那么引导者必须要抓住最后的机会引导回顾者进行故事的重构。

3. 立足当前，展望未来 整合是对过去全部经历的一个总结和评价。而总结评价的目的是为了更好地面向未来。在整合单元，一件很重要的事情是帮助回顾者将视角从过去聚焦到未来。这时引导者可以提出例如"您希望看到什么样的未来""在剩余的时光里您都想做一些什么"的问题来帮助回顾者转换焦点。

（三）整合的技巧

整合意味着把东西放在一起，也就是人生回顾者需要把所有经历融合成一个一致的、适应性强的整体。融合后的整体可以更好地面对过去、走向未来。整合是人生回顾者的画龙点睛之笔，引导者必须要注意巧妙灵活地应用人生回顾技巧。在整合阶段我们主要强调 3 个技巧。

1. 牢记倾听者的角色 整合单元是回顾者将过去进行串联的一个绝佳时期。这个时候，引导者要做个全神贯注的倾听者，不要随意打断回顾者，这将有助于回顾者将人生中的各个故事进行串联。

2. 适当提醒回顾者进行总结　在人生回顾中，整合是对过去所有的重要经历进行整合。如果没有干预者的任何提示，回顾者可能很难自己完成整合。在适当的时候，引导者可以通过抛出问题，例如："您一生中最值得骄傲／最难过／最遗憾……的是什么？"这样的问题本身就有一定的总结性，它可以无形中引导回顾者穿梭人生的长河，将那些重要的经历进行比对，然后交出答卷。

3. 给予回顾者澄清的机会　整合具有一定的概括性，面对同样一个经历，引导者的理解和回顾者的理解可能不同。引导者针对回顾者的整合描述，要给予回顾者澄清的机会。例如一位引导者问："您刚才的意思是您对婆婆的怨恨已经释怀了，是吗？"回顾者说："只是部分释怀，但确实改观了不少。"

4. 借助人生回顾产物　人生回顾产物是回顾者的人生缩影，呈现了回顾者人生主要的经历、重大事件、人生体验与感悟。因此，建议在人生回顾访谈的整合单元，借助人生回顾产物引导回顾者进行一生经历的最后整合，促进回顾者接纳自己，接受自己独特的人生经历。

（四）成功整合的指标

对于人生回顾初学者而言，有时无法判断回顾者是否已经得到成功的整合。引导者可以通过以下几个指标初步判断回顾者是否达到自我整合：

1. 自我接纳　自我接纳是指通过人生回顾的回忆、评价和重整，回顾者已经认可自己以及自己过去的行为。在整个回顾过程中，回顾者的看法和态度可能一直在变化，但现在他们可以更好地去接受了。自我接受的外在表现可以是同自己和解，显得平静且自信。例如，一位回顾者在回顾的过程中谈到因为自己的不努力，所以高级职称没有评上就退休了，他对此事耿耿于怀。但在整合阶段他说："职称其实都是小事，健康和快乐才是最重要的。你说，我其实有努力过的。既然争取过了，那也就没什么了。像你说的那样'因上努力，果则随缘'，该是你的就是你的，不是你的不要强求。其实，也没什么差别，我又不缺钱，所以职称什么的，真的一点影响都没有。"

2. 寻得意义　寻得生命意义是指在人生回顾中，回顾者通过回顾过去认识到他们的人生目标或存在的意义。这些意义可以体现在各个方面，包括事业、家庭、社会贡献等。例如，有一位回顾者是家庭主妇，被丈夫抛弃后，独自抚养孩子。刚开始，她常常感叹人生并没有意义，但当她回顾完整个人生历程时，她发现了自己对孩子很重要。她说："虽然我是个家庭主妇，没有正规的工作，但我抚养和培养了一个优秀的儿子，我也为社会培养了一个有用的人才。我感到很欣慰，因为这也是一个贡献。"

3. 重新连接　重新连接是指回顾者在回顾过程中回忆起以前的亲友关系网，重新浮现美好的回忆或重新修复因过去的误解而遭受破碎的关系，从而再次与他们联系或进行情感连接。例如，一位回顾者提及，因为父亲的苛刻要求，在过去岁月尤其在青春期无法接纳自己的父亲，甚至与父亲水火不容，此后父亲不幸早逝，天人远隔成为生命中的遗憾。但通过这次访谈活动，他不仅认同为人父"为孩子好"的初衷，挖掘了父亲与自己之间的诸多故事，更重要的是意识到自己正踏着父亲曾经的足迹积极地生活与工作。而今，父亲不在了，但他却觉得父亲又回到他身边了。

4. 直面未来　成功的整合意味着回顾者已经卸下"旧包袱"，带着平和及新的能量走向未来。他们往往表现出"不念过往，不惧将来"，即使是面对死亡，也觉得无所畏惧。例如，有一位回顾者说："以前是错过了很多，但那也是没有办法。现在能怎么办？不是继续错过，而是应该从过去的错过中，吸取经验教训，过好接下来的每一天。我知道我的时日所剩不多，但没有关系，只要我每一天跟家人在一起，开开心心的，就很值得了。"

当然，成功自我整合的指标远远不止这些。如何判断回顾者是否已经真正实现整合，还有赖于引导者的细心和敏锐。在实际实施人生回顾过程中要真正做到"身到，心到，眼到，口到"。

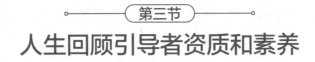

第三节
人生回顾引导者资质和素养

一、引导者的资质

（一）引导者的社会角色

人生回顾引导者主要包括以下几类工作者：第一，临床工作者，主要包括在养老机构、宁养机构以及肿瘤内科从事老年照护、宁养照护的医生、护士以及社会工作者。第二，研究者，主要指在高校、医院或专门的研究机构研究老年人或生命威胁性疾病患者健康及相关问题的科研工作者。第三，心理咨询师，指在专门的心理机构从事心理咨询工作的专业技术人员。第四，志愿者，指自愿贡献个人的时间及精力，在不为任何物质报酬的情况下，为改善老年人或生命威胁性疾病患者生活质量的人。在实践过程中，这几类人员在某种层次上可能相互重叠，例如某位人生回顾引导者既是临床护士也是研究者。

（二）引导者的资质

人生回顾引导者的资质主要包括两个方面：理论知识和技能训练。

1. **理论知识**　人生回顾引导者应具备以下理论知识：

（1）**心理学基本知识**：人生回顾是一项心理干预措施，需要遵守心理咨询原则。因此，人生回顾引导者应具备基本的心理学知识，包括人类心理与行为的生物学基础知识、心理学基础知识、社会基础知识以及心理咨询基本理论知识与实务技能。

（2）**人生回顾知识体系**：人生回顾不但涉及心理学基础知识，也有自身独立的知识体系。因此，引导者还需要牢固掌握人生回顾理论与技能知识。

（3）**其他相关知识**：例如在实施思维导图式人生回顾时应掌握思维导图的知识。

2. **技能训练**　人生回顾引导者需要接受足够的技能训练。技能训练主要包括见习和实习两个环节。见习是指在征得回顾者和引导者同意后，新手在一旁观摩具备丰富经验的人生回顾引导者实施人生回顾，以初步了解人生回顾干预流程与技巧。实习是指在已经具备一定人生回顾技能的基础上，在丰富经验的人生回顾引导者的监督和指导下，完成若干例完整的人生回顾干预。在实习中，可通过反复回放人生回顾访谈录音、分析录音转录文本等来掌握人生回顾心理干预技巧。

二、引导者的基本素养

在个人素质方面，人生回顾引导者需要和人生回顾干预有一定的适配性。人生回顾引导者需要具备以下基本素养：

（一）扎实的理论和技能

人生回顾引导者必须具备扎实的理论知识和丰富经验，并能将理论与技巧灵活应用于人生回顾实践中。专业的学习和训练是人生回顾引导者理论和技能素养养成的重要途径。值得注意的是，要成为一位优秀的人生回顾引导者，离不开实践训练。对于新手而言，在人生回顾访谈后回放录音，从旁观者的角度发现自己在访谈过程中的不足，加以记录、反思和改进，对人生回顾技能的提高起到非常重要的作用。

（二）敏锐的洞察力

在人生回顾访谈中，往往会涉及回顾者个人深层的心理问题，而对这些深层的内容的发现、鉴别和澄清至关重要。这就要求人生回顾引导者对自己和他人的内在情绪及感受具备敏锐的洞察力。虽然这一特质对个人的禀赋有较大的依赖，但通过训练和经验累积可以提升。

（三）富有同理心

一名优秀的人生回顾引导者需要具备共情能力，对回顾者的情感能够感同身受。人生回顾经常会涉及回顾者各种类型的生活故事。从他们独特的经历中，能够看到人们在各种不同社会文化、风俗习惯和个人条件下的思想观念、行为表现和生活方式。作为人生回顾引导者，要能够从别人的这些背景中去理解，而非固守自己和某种主流文化的价值观和评价体系，即使和自己的观念对立，也要开放、接纳地倾听。

（四）具备人文关怀的品质

人生回顾的顺利开展离不开引导者与回顾者间信任的关系。建立信任关系要求引导者真诚、耐心和爱心。他们不以权威自居，并且愿意和人接触，接触时不以自我为中心，能考虑到对方的处境和状态。在人生回顾中要尤其注意保护回顾者的隐私。

三、引导者的自身心理建设

在进行人生回顾心理干预的时候，引导者会听到大量有关回顾者的人生故事，包括积极的人生经历与消极的人生经历。消极的人生故事中不乏带着悲伤、挫败、无力、愤怒等负面情绪。有些引导者共情过度，可能会出现一些反移情或替代性创伤，即引导者受到回顾者情绪的感染，自身出现一系列的负面情绪。因此，引导者应特别重视对自身心理的建设，要善于内省，识别自己的心理状态，保持自己与回顾者合适的心理距离，做到既能迈进又能迈出回顾者的世界。同时，引导者要善于寻求外部的情感支持，安排好工作与生活，使得自己的心灵足够放松。

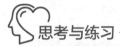 思考与练习

1 请选取一档访谈类节目，观察主持人运用了哪些访谈的基本技巧？在访谈的不同阶段，如何恰当使用这些技巧？除了语言方面的技巧外，是否运用了态势语言，起到什么作用？

2 请与同伴开展模拟访谈，准确地从对方的话语中分析出倾听的三要素。

3 你认为人生回顾访谈和日常谈话、访谈节目有何异同点？作为一名合格的人生回顾访谈者应该必备哪些素质？

（陈英）

第四章　人生回顾辅助工具

在开展人生回顾时，适当借助辅助工具可达到事半功倍。人生回顾辅助工具包括引导性问题、旧照片图册、旋律熟悉的音乐、生命教育绘本、引导性视频、思维导图及人生回顾产物。辅助工具可激发回顾者回忆往事，谈论敏感话题，促进人生经历的评价与整合。

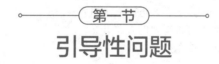

第一节
引导性问题

一、目的与作用

人生回顾以访谈的形式开展，访谈提纲由一系列围绕人生不同阶段主题的引导性问题组成。引导性问题是人生回顾访谈向前、向深进行的"助推器"，是促进人生回顾活动开展的最基本辅助工具。

二、分类

根据引导性问题的性质，可分为开放型问题和封闭型问题、具体型问题和抽象型问题、清晰型问题和模糊型问题（详见第三章）。根据引导性问题的应用对象，可分为老年人人生回顾引导性问题及晚期癌症患者人生回顾引导性问题等。根据回顾的人生阶段不同，可分为儿童时期引导性问题、青少年时期引导性问题、成年时期引导性问题、现阶段引导性问题等。

（一）老年人人生回顾引导性问题

老年人人生回顾通常分为 5 个单元，包括童年时期、青少年时期、成年期、总结和评价、整合。每个时期均围绕该人生阶段的主要主题，每个主题下设若干引导性问题。Haight 人生回顾体验表（表 4-1）首创于 1984 年，共有 63 个引导性问题。经过多年研究与实践的不断完善，它已经成为人生回顾研究中沿用最多的访谈提纲。

表 4-1　Haight 人生回顾体验表

	引导性问题
童年期	1. 您人生中能记住的第一件事是什么？请尽可能往前追溯。 2. 您还可以想起小时候什么其他事情？ 3. 您小时候的生活怎样？ 4. 您的父母是怎样的人？他们有什么优点或缺点？ 5. 您有兄弟姐妹吗？他们都是怎样的人？ 6. 您成长过程中是否有亲近的人离世？ 7. 您小时候是否有很重要的人离开您？ 8. 您是否患过什么重病？ 9. 您是否发生过什么意外？ 10. 您是否曾经处于危险处境？ 11. 您小时候是否有自己珍惜的东西丢失或毁坏了？ 12. 教堂是您生活中很重要的一部分吗？ 13. 您喜欢当男孩 / 女孩吗？
青少年期	1. 当您回想青少年时期的生活时，您记起的第一件事是什么？ 2. 青少年时期，您还有什么其他印象深刻的事情？ 3. 那时谁对您而言比较重要？请谈谈他们。父母，兄弟姐妹，朋友，老师，以上您那时候和他们谁最亲近？您最敬佩谁？您最想成为什么人？ 4. 您参加过教会或青年团吗？ 5. 您有上过学吗？这对您来说意味着什么？ 6. 这些年您是否参加了工作？ 7. 在此期间您经历过哪些困难？ 8. 您还记得当您还是个孩子或青少年的时候，觉得缺少足够的食物或生活必需品吗？

续表

	引导性问题
青少年期	9. 您是否记得青春期有过孤单、被遗弃的感受，得不到足够关爱的感觉？ 10. 您青春期最愉快的事情是什么？ 11. 您青春期最不愉快的事情是什么？ 12. 整体而言，您觉得自己的青少年时期过得快乐还是不快乐？ 13. 您记得第一次吸引到别人的情景吗？ 14. 您对性行为和自己的性别身份有什么看法？
家人和家	1. 您父母相处得怎么样？ 2. 您家里的其他人相处得怎么样？ 3. 您的家庭氛围如何？ 4. 您小时候是否被惩罚过？由于什么原因被惩罚？谁做了惩罚？谁是发号施令的人？ 5. 当您想从父母那里得到某样东西时，您是如何做的？ 6. 您父母最喜欢什么样的人？最不喜欢什么样的人？ 7. 在您家里，您和谁最亲近？ 8. 您最像家里的谁？哪一方面和她／他比较相像？
成年期	1. 宗教在您的生活中扮演了什么角色？ 2. 我们现在开始谈谈您的成年时期的生活，自您20岁起，您觉得自己经历了哪些重要事件？ 3. 您觉得自己20多岁及30多岁的阶段，生活过得如何？ 4. 您觉得自己是怎样的一个人？您喜欢哪些事物？ 5. 跟我说说您的工作，您喜欢自己的工作吗？您的生活是否富足？那些年您是否辛勤工作了？您是否得到了赏识？ 6. 您是否和他人建立了重要的关系？ 7. 您是否结婚了？ 　是，那么您的配偶是什么样的人呢？ 　否，为什么？ 8. 您觉得随着时间的变化，自己的婚姻状况变得更好还是更差？您是否再婚过？ 9. 总体而言，您觉得自己的婚姻是幸福的还是不幸福的？ 10. 性关系对您来说重要吗？ 11. 在成年时期，您遇到的主要困难是什么？ 　A. 亲近的人去世或离开？ 　B. 曾经生病或发生过意外事件？ 　C. 频繁搬家或更换工作？ 　D. 是否感到孤独或被遗弃？ 　E. 是否觉得需要帮助？

	引导性问题
总结	1. 总体而言，您觉得自己的人生是怎样的？ 2. 如果一切照旧，您是否愿意再这样活一辈子？ 3. 如果人生有机会可以重来，那么您会去改变哪些部分，保留哪些部分呢？ 4. 谈谈您的整体感觉，您觉得这一生最满意的事情有哪些？试着说出三件，为什么这些事会令您满意呢？ 5. 每个人都有过不如意的时刻，那么在您的人生中，最遗憾的是什么呢？ 6. 您经历过的最艰难的事情是什么？请您描述一下。 7. 您觉得自己人生最快乐的时光是什么，是什么让您觉得如此快乐？您认为自己现在不如以前快乐的原因是什么？ 8. 您觉得自己人生中最不快乐的时光是什么？您现在会比以前更快乐吗？为什么？ 9. 您这一生最骄傲、自豪的时刻是什么？ 10. 如果人生可以停留在某一年龄段，您会选择哪个阶段，为什么？ 11. 您现在是如何理解、看待生活的？是比您期望的变得更好了，还是更差了？ 12. 谈谈您目前的状况，您觉得在这个阶段，什么对您而言是最美好的？ 13. 这个阶段，对您而言什么是最糟糕的？ 14. 现在，对您而言，什么才是人生中最重要的东西？ 15. 在慢慢老去的过程中，您希望身边能发生一些什么事？ 16. 在慢慢老去的过程中，您害怕身边发生什么事？ 17. 您喜欢这个人生回顾过程吗？

（二）晚期癌症患者人生回顾引导性问题

在 Haight 经典引导性问题的基础上，国内学者构建了晚期癌症患者引导性问题（表 4-2）。与老年人人生回顾不同，晚期癌症患者通常因为疾病恶化更适合运用简版的人生回顾。目前，国内外学者为癌症患者开展人生回顾时，多数将儿童与青少年时期合并为一个模块，称为"未成年时期的生活回顾"，但未成年时期及成年时期的人生回顾引导性问题与老年人相应时期的引导性问题并无太大差别。晚期癌症患者由于当前遭受疾病引起躯体、心理、精神的痛苦。因此，癌症经历通常作为人生回顾访谈的一个独立模块，让患者有足够的时间访谈疾病经历及其影响。癌症经历的引导性问题是癌症患者特有的，主要围绕疾病、家庭、社会支持、死亡、命运、宗教信仰等主题展开访谈。一般先借助开放性问题，如"请您谈谈您患病后的经历"引出癌症经历的话题。再应用引导性问题，如"您是如何看待生老病死的？""生病后您对家人有什么担心、希望、祝福？"逐步过渡到较为敏感的话题。

表 4-2　晚期癌症患者人生回顾引导性问题

单元	主题	引导性问题
现阶段 （癌症经历）	癌症和 死亡	请您谈谈您患病后的经历。 疾病对您有哪些影响？ 您是如何应付疾病的？ 从疾病中您学到哪些？ 您是如何看待生老病死的？
	家庭	在目前疾病情况，您对家人有哪些担心？ 如果疾病恶化，您对家人或他人有什么担心、希望、祝福或建议？
	命运	您觉得命运与疾病有什么样的联系？
成年时期	综合性	请您告诉我您成年后发生的重要事情。
	人际	您是如何待人处事的？
	工作	请告诉我您的工作情况。
	婚姻	您结婚了吗？ （否）为什么没有结婚？ （是）配偶是一个什么样的人？ 随着时光流逝，您的婚姻怎么样？
	家庭	请告诉我您的家庭成员情况。 您为家人做了些什么？
	艰难	您成年后经历了哪些艰难困苦？
	宗教信仰	宗教信仰在您的生活中有多重要？
儿童和 青少年时期	综合性	令您印象最深刻的儿童和青少年时期的事情是什么？
	关系	您和家人的关系如何？ 请谈谈您的朋友。
	上学	您的学习怎么样？
	劳动	您小时候做工怎么样？
	食物	您对儿童和青少年时期没有足够食物有什么感受？ 您对儿童和青少年时期被单独留下，被遗弃，不被爱与呵护有什么感受？
	宗教信仰	宗教信仰在您的生活中有多重要？

三、引导性问题使用技巧

（一）熟记于心

人生回顾初学者通常根据访谈提纲逐一提问回顾者，可能导致引导者的关注重点放在访谈提纲上，酝酿如何提出下一个问题，无法做到真正倾听与回应，从而影响了访谈的效果。因此，建议引导者事先熟悉引导性问题，以便熟练应用引导性问题促进访谈的顺利开展。

（二）灵活应用

按照访谈提纲进行一问一答的访谈并不提倡，因为这样可能将轻松的访谈变为紧张的"答卷"现场。在访谈中引导者应根据回顾者的故事灵活运用人生回顾引导性问题，无需严格按照顺序逐一提出每个引导性问题，以保持访谈的连贯性。允许回顾者跨人生阶段讲述个人经历，但应在合适的时机引导回顾者回到当前的访谈模块。

（三）注意时机

在人生回顾过程中，有些引导性问题的提出应注意时机。例如死亡、艰难经历等敏感性话题，可能引起回顾者的不愉快情绪，引导者应根据回顾者的反应及回顾的经历，选择合适的时机进行访谈。

（四）适时调整

引导性问题事先根据多数人人生经历的共性主题设计，不可能囊括所有回顾者的人生事件，在实施过程中，要根据个体经历的特殊性进行适当调整。例如，一位鼻咽癌患者青年时期生活主线是在三地辗转，预设的几个主题及引导性问题无法涵盖这一时期主要的生活经历。这时，人生回顾引导者应根据回顾者的访谈内容灵活调整引导性问题。

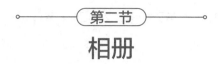

相册

一、目的与作用

　　相册是指由一系列照片组成的图册。在人生回顾中，相册一般以时间为轴线收藏的照片集合。回顾者对儿童、青少年时期的记忆相对模糊，可能导致回顾者在回顾该时期经历时出现"缄默不语"的现象。研究表明，应用小道具刺激五官，例如看照片、摸旧物、闻气味等能够激起回顾者的回忆。但旧物不易获取且不方便携带，且每个人对曾经熟悉气味的敏感度又相差甚远。因此，通过引导回顾者摸旧物、闻气味的方式激发回顾者回忆的可行性较差。旧照片相对容易获取、方便携带，而且每个时代的人都有一些共同的时代回忆，这些回忆可以通过旧照片的形式展示出来。因此，作为旧照片集合的相册，常用于触发和唤起回顾者对过去事件以及情感的回忆，从而促进人生回顾的开展。

二、类型

　　相册可分为传统相册和现代相册。传统相册主要指纸质照片集，通常由纸壳和PVC插袋制作而成，表面为精美的图样设计，用来装放、收藏和保护相片。现代相册主要指电子照片集，内容丰富，形式与媒介多样。例如，国内有团队开发了一款针对刺激老年人的记忆力的相册软件，能根据老年人的情绪状态，在具有特殊意义的时间，挑选合适的老照片、相关事件供老年人翻看，以唤起老年人记忆，改善老年人的情绪状态。

三、相册制作与使用技巧

（一）建立共性旧照片素材库

　　人生回顾引导者可事先建立一些共性的旧照片素材库，以中国特色的历史文化大事件为背景，并结合个体各阶段的成长特点制作主题图册。这些共性的照片一般是某个时代所特有的，是该时代人们集体的记忆，具有触发回忆的作用。例如，二十世纪七八十年代的结婚三件套、不同时期的墙壁标语、农村特定劳作场景等。

（二）收集个性化旧照片

回顾者虽然可能经历过共同的时代，但每个个体的经历是独特的。个性化的旧照片更能激发回顾者特定的回忆。因此，在人生回顾中，除了收集共性照片外还要注意收集个人的旧照片。

（三）相册形式的选择

在人生回顾中，传统相册和电子相册各具优缺点。传统相册泛黄的旧照片不但给回顾者带来视觉上的刺激，还能给回顾者提供触摸的机会。但传统相册制作比较费时，成本相对高，携带不方便。电子相册虽然克服了上述传统相册的缺点，但在感官刺激上可能不如传统相册。在人生回顾实践中，引导者需结合实际情况灵活选择相册。

（四）相册呈现的时机

相册的呈现可以在人生回顾访谈开始前，也可以在访谈进行中。访谈中，当访谈内容涉及照片中情景时，引导者可以与回顾者一起欣赏相册，倾听回顾者的故事和情感表达。相册的呈现还可以在访谈结束时，引导者将相册交给回顾者，在下次访谈开始前，询问回顾者是否补充与照片相关的内容。

（五）相册素材的收集

旧照片源于回顾者个人收藏的旧照片、他人收藏的旧照片、引导者收藏的旧照片以及互联网上公开发布的旧照片。引导者可以在人生回顾每单元结束时，询问回顾者是否有下一单元访谈主题相关的旧照片；也可以在第一单元人生回顾开始前收集好回顾者收藏的所有旧照片。为了避免损坏或遗失回顾者珍藏的旧照片，在征得回顾者同意的情况下，引导者可以借助软件扫描旧照片后打印出来，而将原版照片归还回顾者保存。在回顾结束后，可以将旧照片主题图册赠予回顾者作纪念。

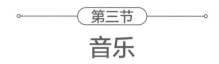

音乐

一、目的与作用

音乐是反映人类现实生活情感的一种艺术。古人有云："乐者，药也。"在漫长的人类历史中，音乐渗透于人类生活的每一个角落。在各个民族远古的传说中，音乐常被赋予一种超然的神秘力量，既被用来与神明沟通，又被巫医用来降妖治病。在我国古典著作《黄帝内经》记载着"五音入五脏"。亚里士多德在《政治学》中也提出音乐具有宣泄情绪的价值。现代科学研究证明，音乐对大脑中负责情绪控制的边缘系统具有兴奋调节作用，可激发个体情感、改善心境、增加意志活动、增强自信心与独立感，并促进非语言交流，提升社会交往能力。

在人生回顾中，音乐不但可用于调节气氛，还可用于触发回顾者的记忆。在多数人的心中，总有几首难忘的歌，而这些歌镌刻着时代和个人的记忆。它们可能曾陪伴回顾者走过风雨、经历彩虹，承载了他们的经历和情感。在人生回顾中，引导者可播放一些怀旧音乐，熟悉的旋律有助于激活老人埋藏于记忆深处的情感与事件，让他们重温过往，整合零散的记忆。

二、音乐的风格与类型

音乐的类型可称为曲风，指音乐作品在整体上呈现出的具有代表性的独特面貌。它是反映时代、民族或音乐家个人的思想观念、审美理想、精神气质等内在特性的外部印记。曲风的形成是时代、民族或音乐家在对音乐的理解和实现上超越了幼稚阶段，摆脱了各种模式化的束缚，从而趋向或达到了成熟的标志。

按照歌曲创作年代的不同，分为古典歌曲、近代歌曲和现代歌曲；按照歌曲称谓分类不同，分为历史歌曲、群众歌曲、革命歌曲、流行歌曲、校园歌曲、乡村歌曲、草原歌曲、原生态歌曲、弹唱歌曲、改编歌曲、填词歌曲、新潮歌曲等。一般而言，不同年代的个体会喜欢其对应时代的经典或流行歌曲。例如，二十世纪六七十年代的人群可能熟悉《花好月圆》《小城故事》等曲目；而二十世纪八九十年代的人群可能对《明天会更好》《我想有个家》等曲目更熟悉。在开展人生回顾过程中，一般选择回顾者喜欢或者熟悉的乐曲。

三、使用技巧

（一）选择个性化音乐

在人生回顾中，应选择回顾者喜爱的或具有一定意义的音乐，以便激发回顾者的回忆、情感与语言交流。引导者应耐心询问回顾者曾经熟悉、印象深刻、喜爱或能代表回顾者童年、青春、某一段经历、具特殊意义的曲目。引导者也可以通过询问家属间接获取此类信息。若回顾者无法提供关于音乐喜好的信息，引导者可根据回顾者的年龄推测其儿童、青少年、成年时代的流行曲目。值得注意的是，音乐并不是人生回顾中不可或缺的，如果回顾者不喜欢音乐，则不宜采用音乐来激发回忆。

（二）音乐播放时机

一般在正式人生回顾访谈前播放音乐，通过音乐热身，引导回顾者进入主题访谈。如果人生回顾访谈持续时间比较长，也可以在访谈中休息的时段播放音乐，让回顾者放松情绪。此外，还可以在两次人生回顾访谈间歇期向回顾者推送旧音乐盒，促进回顾者再次回顾、总结。

（三）音乐的播放设备

通常情况下，音乐的播放设备以引导者方便为主，如 MP3 播放器、智能手机等。若引导者或回顾者有老式录音机，也可以用这样的设备进行播放，给回顾者带来怀旧感。

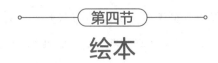

第四节

绘本

一、定义

绘本是一类以绘画为主，并附有少量文字，通过以图画为主要传播渠道传达思想的书籍。它不仅可以讲故事、传播知识，而且可以帮助个体平衡情绪，建构精神世界。在人生回顾中，绘本主要用以辅助回顾者进行人生经历主题的探讨，例如死亡相关话题。

二、绘本的分类

根据绘本的内容，分为哲理寓言类绘本和精神体验类绘本。根据绘本的阅读人群，分为少儿绘本和成人绘本。值得注意的是，人生回顾的服务对象虽然是成年人，但选择的绘本则不一定是成人绘本。很多学者认为，儿童绘本不仅适合儿童阅读，也适合成年人阅读。在初中、高中、大学、成人乃至"银发族"的生死教育中，儿童绘本均是良好的辅助教材。

三、绘本在人生回顾中的作用

日本有学者认为，人的一生有三次读绘本的机会：第一次是孩童时期，第二次是为人父母抚养孩子之时，第三次是生命即将落幕，面对衰老、疾苦、死亡时。许多人会出乎意料地从儿童书籍中读到许多称之为新发现的深刻意义。经典的死亡教育绘本总是以震撼心灵的方式让读者感知生命，演绎父母、老师、医生、护士无法生动表达的挫折、灾难、离别和死亡。

绘本文字简洁，画面生动，图文相映成趣，主题明确，触动心弦，令人久久回味。绘本中对死亡的描述，大多贴近生活。柔情的故事，柔美的画面，柔和的色彩，可以让死亡的悲哀在图画中慢慢地释放出来，不需要刻意隐瞒，有助于回顾者对死亡态度的自然流露。在人生回顾中，添加绘本阅读环节，能让回顾者在轻松阅读中体悟人生的真谛，自然地谈论死亡相关话题。

四、绘本使用技巧

（一）绘本的选择

在人生回顾过程中，倾向于选择具有死亡教育性质的绘本。有学者对死亡教育绘本进行分类：①在日常中建立人生理念的绘本，如《一片叶子落下来》《精彩过一生》等。②面对自己死亡的绘本，如《在蝴蝶的翅膀上》等。③面对亲朋好友生死的绘本，如

《萨米妈妈患癌》等。④丧亲中悲伤辅导的绘本，如《爷爷有没有穿西装》等。常见的死亡教育绘本见表4-3。

表4-3　常见的死亡教育绘本

作者	绘本名	内容简介
利奥·巴斯卡利亚	《一片叶子落下来》	这是一本关于生命的童话，作者通过一片叶子经历四季的故事，展现生命的历程，阐述生命存在的价值。书中一片叫作弗雷迪的叶子和它的伙伴们经历了四季的变化，逐渐懂得生命的意义在于经历美好的事物和给别人带来快乐；明白死亡并不代表一切毁灭而是另一种形式的新生。绘本呈现四季变化的照片和绘画，营造出温暖的意境。全书文字简单亲切，寓意深长，画面清新简洁，可作为生命教育的教材
芭贝·柯尔	《精彩过一生》	介绍人的生、老、死等概念。故事从小孙子问老人家开始："爷爷、奶奶，为什么你们的头秃了、皮肤皱巴巴？"随后谈到爷爷的成长，小学、大学、工作、恋爱、结婚、生子、生孙、退休到去世及死后的变化，可作为生命教育的教材
玛丽莲·枫	《在蝴蝶的翅膀上》	描述癌症小女孩 Lisa 和毛毛虫 Sonya 之间的对话。有一天 Sonya 说："Lisa，我觉得我的身体好像会有一个很大的变化。"原来 Sonya 快转化为蛹，这时 Lisa 也说："Sonya，我也觉得我身体好像有很大的变化。"Lisa 得了癌症。当 Lisa 住院时，爸爸把一盆有茧的盆栽带到病房，当 Lisa 看到 Sonya 由蛹羽化为蝶、破茧而出时，Lisa 的生命也走到了尽头。绘本封面上写着"关于生与死的故事"，这是一本梦幻的生命主题绘本
雪莉·科伦伯格	《萨米妈妈患癌》	讲述萨米的母亲罹患癌症、化疗的经过以及身心情绪的变化，包括脱发、消瘦、恶心、呕吐等化疗的副作用，让孩子对母亲的身心及情绪变化有心理准备，最后萨米的母亲很幸运，病情得到控制
艾蜜丽·弗利德	《爷爷有没有穿西装》	描述小布鲁诺的爷爷去世、出殡等经过，同时也刻画了小布鲁诺对爷爷去世的不相信、拒绝、愤怒到坦然接受及深刻的思念，并一再探究爷爷死后去处的过程

（二）绘本使用的时机

在每单元访谈正式开始前，由引导者与回顾者共同阅读绘本作为本单元访谈的情景导入。此外，绘本还可以作为家庭作业，在每单元访谈即将结束时送给回顾者，留给回顾者足够的时间咀嚼、品味并挖掘绘本的深意，从而促进回顾者对相应主题人生经历的回顾。

（三）适当的引导

不是所有的回顾者在阅读绘本时会自然而然地悟出绘本背后的深意，并主动与引导者进行深入探讨。引导者应事先深入阅读并理解绘本的结构及背后的含义。一般而言，绘本的叙事展开分为五步：故事的温情讲述、童真童趣的展开、生死主题的捕捉、生命隐喻的确立、生命意义的引申。在引导时，可按照这个脉络逐步挖掘，层层深入，最终让回顾者感悟到冰冷的死亡变为温暖的死亡，对于死亡的愤怒、沮丧、讨价还价和无奈，由平静、接纳、顺应和坦然所取代。

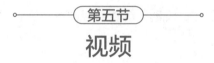

第五节

视频

一、定义

视频是指人们通过将一系列静态影像以电信号的方式加以捕捉、记录、处理、储存、传送与重现的各种技术。连续的图像变化每秒超过 24 帧画面以上时，根据视觉暂留原理，人眼无法辨别单幅的静态画面，看上去是平滑连续的视觉效果。

二、视频的类型

根据视频时长分为长视频、短视频与微视频；按照视频的内容分为时尚、科普、生活、风景等视频。在人生回顾中，根据回顾者的特点选取不同类型的视频。例如，晚期癌症患者的体能较差，一般选择短视频或微视频为宜。

三、视频在人生回顾中的应用

在经典的老年人人生回顾中并没有用到视频这一辅助工具。随着科技进步和电子设备的普及，视频逐渐被应用于人生回顾中。在我国人生回顾实践中，引导者常常发现不论是老年人还是癌症患者都忌讳谈及死亡。但对死亡的讨论是人生回顾的重要组成部分。在实践中，如何让患者自然地谈及死亡而不感到突兀和不适是引导者面临的挑战之一。因此，在人生回顾中经常采用大自然风景类的视频以触发和启迪回顾者对生命和死亡的深层次思考。此外，一些具有生命教育意义的视频也可以考虑应用于人生回顾中。

四、视频的使用技巧

（一）视频长度的选择

人生回顾使用的视频不宜过长，一般以 3 ~ 5min 的短视频为宜。因观看视频是切入主题访谈的热身环节，而不是人生回顾活动的主体。其次，太长的视频让回顾者在时间安排上存在困难，尤其是生命晚期体能差的回顾者，长时间观看视频易导致其疲劳。

（二）视频内容的选择

视频可以来源于网络现成的视频，也可以来自引导者自制的视频或是两者相结合。首先，视频的内容要相对柔和且不具有侵犯性。其次，并非所有的视频都能激发回顾者对更深层问题的思考，因此可以选择一些有深度的视频。

（三）视频播放的时机

人生回顾过程中借助短视频旨在引导回顾者自然地谈论敏感性问题。敏感性问题的谈论一般不建议放在人生回顾第一单元，最好在回顾者与引导者的信任关系已经充分建立的基础上播放视频，再围绕视频引导回顾者结合自身经历进行回顾、评价和总结。

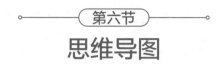

思维导图

一、定义

　　思维导图（mind map）的创始人是英国学者、世界著名心理学家、教育学家托尼·博赞（Tony Buzan）。思维导图是一种将发散性思考具体化的思维工具，通过线条、符号、词汇和图像，形成发散式和节点式的结构形式，把烦琐的文字信息变成具有良好条理性和高度组织性的图，从而启发联想、思考，促进理解，有助于厘清思路。

二、思维导图的功能

　　思维导图是一种革命性的思维工具，它通过颜色、图像、符码等强大的视觉冲击力而作用于人类的左右脑，具备以下特点和功能：

　　思维导图的核心是结构化思考，它能将无序的信息组织成有序的信息从而使人思路清晰；同时，有序的信息组织有助于记忆并提高人的表达能力。

　　思维导图图像化的表达方式使其具有层次性和直观性的特点，有利于捕捉人的跳跃思维，人们可以相对容易地在相应的位置进行思考；同时，思维导图的层次性表达也有利于人们进行观察和总结。

　　思维导图的"联想开花"思考模式能引导使用者从一个事物出发，联想到多个事物；思维导图五步决策模型，即要做怎样的决策、实现怎样的目标、列出可选方案、评价可选方案和作出最终决策，有利于使用者作出决策。

三、人生回顾中常见的思维导图类型

（一）思维导图基本类型

　　按照绘制的思维导图的基本形状分类，分为圆圈图、气泡图、程序图、因果关系图、树状图、流程图、括号图和桥型图等。

　　1. 圆圈图　圆圈图一般有两个圆圈，里面的小圆圈是主题，而外面的大圆圈是和这个主题有关的细节或特征。在人生回顾中，圆圈图常用以鼓励回顾者对某一个主题展开回忆、联想或描述细节（图 4-1）。

2. **气泡图** 气泡图一般围绕一个中心事件，从外部展开，用于描述某一事件的详细信息（图 4-2）。

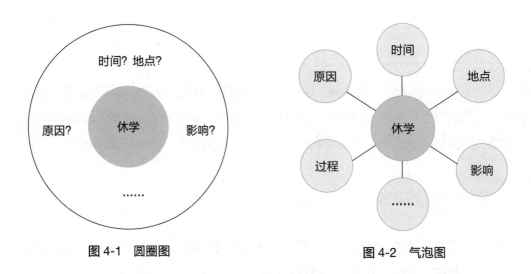

图 4-1　圆圈图　　　　　　　　　　图 4-2　气泡图

3. **程序图** 在人生回顾中，程序图一般用于描述回顾者的经历，可按时间先后顺序排列。例如，一位回顾者在回顾他工作经历时陈述混乱，引导者不太确定自己的理解是否正确，因此绘制了程序图供回顾者确认。程序图也可用于总结回顾者的人生重要事件（图 4-3）。

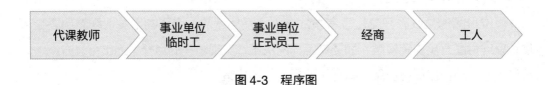

图 4-3　程序图

4. **因果关系图** 在人生回顾干预中，因果关系图常用来帮助回顾者分析某一事件产生的原因和导致的后果。图的正中是主要事件，左边是事件产生的多种原因，右边是事件导致的多个结果（图 4-4）。

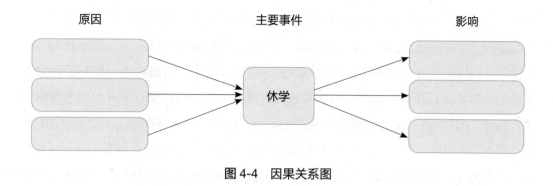

图 4-4　因果关系图

（二）人生回顾中的思维导图

　　思维导图可用于人生回顾访谈的回忆、评价、整合以及产物制作等各个环节。常用的思维导图可分为概括型／总结型、负性事件疏导型和正性事件肯定型三种类型。概括型／总结型思维导图一般用于人生回顾过程中对某个单元访谈主题的预览或总结。它以关键词和图片的形式概括每个单元的主要引导内容。这种直观、简洁的呈现方式有助于引导者把握各单元访谈主题，避免重要内容的遗漏。例如图 4-5 为某回顾者童年时期人生经历的总结型思维导图。

　　负性事件思维导图则清晰地呈现并剖析了回顾者的矛盾，有利于引导者对负性事件的引导。对负性事件的引导不但是人生回顾的技术重点，也是技术难点。尤其是人生回

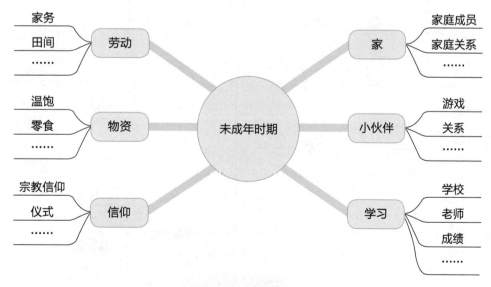

图 4-5　概括型／总结型思维导图示例

顾初学者，往往对负性事件的引导感到困难。思维导图作为一种思维工具，在应用于人生回顾的过程中能拓宽引导者本身的思维，启发其对问题的多角度思考，从而提高其引导技能。引导者可采用思维导图对回顾者经历的负性事件进行全面剖析，以纠正回顾者歪曲的认知并进行正确的归因。当引导者为回顾者当下纠结的负性事件绘制思维导图时，思维导图有利于引导回顾者进行合适的归因，从而让患者解开心结，放下过往的不快。同时，思维导图以问题为中心延伸出来的各个分支还为回顾者提供多个看待问题的视角，为其开启一扇新的看待事物方式的门，促使患者内心真正地接受甚至赋予负性事件积极的意义。图 4-6 为负性事件疏导型思维导图用于人生回顾的示例。

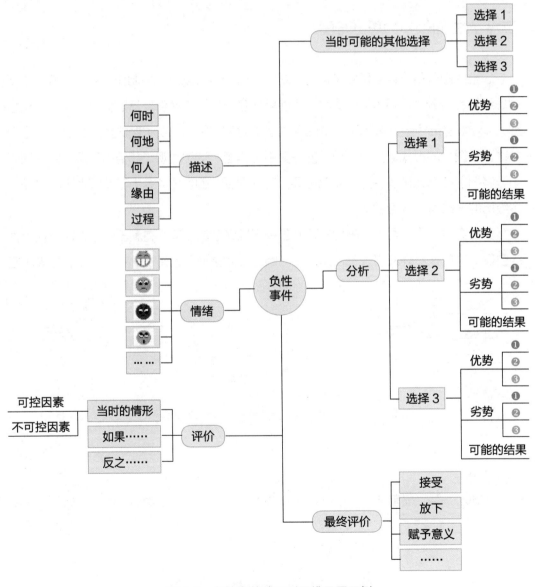

图 4-6 负性事件疏导型思维导图示例

四、思维导图使用技巧

（一）思维导图的绘制

在人生回顾中，引导者按需灵活绘制思维导图。干预前预先准备的思维导图可通过软件进行绘制。绘制软件包括 MindManager、X-Mind、iMindMap、FreeMind、MindMapper、NovaMind 或百度脑图等。现场思维导图则可借助纸、彩色笔等进行手工绘制。建议邀请回顾者一起绘制，有助于提高回顾者的积极性，增加参与度。

（二）思维导图的图文比例

图文并茂的思维导图有助于激发回顾者回忆与评价人生经历。在人生回顾实践中，思维导图的图文比例应根据回顾者的文化程度进行调整。一般而言，回顾者更乐于看到图片比例高的思维导图，但思维导图的绘制受到引导者绘图水平的限制，且手工绘制图案相对耗时。因此，对于有识字能力的回顾者，可适当增加文字比例。若回顾者的识字能力有限，则建议适当增加图案比例，更加形象，通俗易懂。

（三）思维导图的应用

在人生回顾中，引导者善用、巧用思维导图可提升干预效率。在每一访谈单元前后，由引导者对回顾者的重要或有意义事件进行总结是人生回顾干预的必要环节。引导者可将思维导图作为访谈内容总结的工具，在每次访谈结束后，及时将回顾者回顾的内容以关键词的形式绘制为思维导图；在下一个单元访谈之前，借助思维导图对回顾者上一单元回顾的内容进行快速浏览，有助于引导者高效完成访谈前的准备工作，避免反复回听录音造成时间损耗。

（四）思维导图的保存

在人生回顾实践中，许多回顾者对自己绘制或结合自己人生经历的思维导图情有独钟。因此，引导者可将思维导图赠予回顾者，将其作为人生回顾产物之一，整理到回顾者的人生传记中，方便回顾者再次翻阅或与他人分享。

（五）思维导图的角色

在人生回顾中应谨记的是，回顾者是人生回顾的主角，思维导图只是一种辅助工具。在访谈过程中要时刻以回顾者为中心，灵活应用思维导图，避免出现为了完善思维导图而回顾的现象。

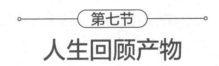

第七节

人生回顾产物

一、定义

人生回顾产物是人生回顾干预所产生的事物或结果。人生回顾产物可分为有形产物和无形产物。有形产物指人生回顾手册、回忆录等；无形产物指回顾者通过人生回顾产生一些无形的变化。例如，回顾者的焦虑、抑郁水平下降，希望水平提高。

二、人生故事手册的作用

学者普遍认为，在人生回顾中增加制作人生故事小册子、人生回顾相册等纸质作品，有利于提高回顾者的心理精神健康。人生故事手册作为人生经历总结的产物，旨在帮助回顾者欣赏自己的人生，与他人分享人生经历，向家人传递心声与人生感悟，或作为留给家人的纪念品。其作用主要包括以下几个方面：

（一）记载与怀旧

不管回顾者在社会中的地位或身份如何，每一位回顾者的人生都是独特的，他们经历了几十年的风风雨雨，人生历程充满了妙闻趣事或悲欢离合。人生故事手册的目的在于将回顾者的真实故事记载下来。当回顾者再次翻阅专属于自己的人生故事手册时，脑海中就会重现往日的时光。徜徉在自己是主角的人生故事里，看着自己在人生的舞台上演绎，他们会感动和感到欣慰。

（二）分享与感恩

很多人都希望自己的人生故事可以得到别人的认可或关注。当他们在人生回顾结束后，收获一本专属自己的人生故事手册，常常会将手册与他人分享。在分享的过程中，他们感受到成倍的快乐或减轻了忧愁。与此同时，回顾者通过人生故事手册，对亲朋好友表达关爱和感谢，向愧对的人们表达歉意和反省，从而增强或改善人际关系。

（三）传承与见证

古人云："遗子黄金满籯，不如教子一经。"许多回顾者会将自己人生最深的感悟或经验留在人生故事手册里，起到叮嘱或警示子孙后代的作用。人生故事手册可以留给后代，世代传承，让后代认识先辈，铭记先辈。

三、类型

根据人生故事手册记录方式的不同，可分为亲笔手册和口述手册。亲笔手册即由回顾者亲自撰写和制作；口述人生回顾手册是由回顾者口述内容，而引导者记录整理手册。由于回顾者的时间、精力、躯体状况等限制，人生回顾手册的制作多采用后者。值得注意的是，在中国文化背景下，在获得回顾者的知情同意后，邀请家人参与人生回顾手册的制作，可以增进回顾者与家人彼此间的交流与支持。

根据表现形式和保存载体的不同，人生故事手册可分为两类。①纸质版人生故事手册：以图文并茂的方式，对回顾者一生的总体记录，或是对一段重要岁月的精彩回顾。在纸质手册里，一张张精美、珍贵的照片，配以简洁精炼的文字，承载着一段段过去的岁月，一次次难忘的经历。②电子版人生故事手册：结合回顾者的人生故事、旧照片、影像以及其他值得珍藏的资料，通过添加音乐、影视编辑、剪辑技术，制作人生故事视频。

四、制作要点与使用技巧

（一）内容范围

一本好的人生故事手册会充满丰富的描述、对话和意义阐释，栩栩如生地呈现回顾者的人生故事，阅读起来仿佛沉醉于小说精彩的故事情节。但值得注意的是，人生故事手册不能等同于回顾者的自传。人生故事手册通常会选取回顾者一些特定的事件，尤其是对重要经历进行描述，而不是回顾者所有的人生故事。人生故事手册内容通常包括回顾者基本信息如姓名、出生地、出生日期等以及回顾者人生各个阶段的重要事迹。视频以第一人称描述回顾者的经历、体悟及成长过程等；同时配以回顾者喜欢的照片或与主题相关的其他图片；并将回顾者喜爱的歌曲、戏曲等作为背景音乐。人生回顾手册最好有前言、正文和结尾，力求手册的完整性。

（二）形式选择

在选择人生故事手册呈现形式和载体时，应充分与回顾者沟通，结合他们的意愿选择合适的形式。与电子相册对比，纸质相册显得更加有仪式感，但纸质相册不利于长久保存、不方便远程分享、易损坏且缺少生动音效。电子相册则能克服上述缺点，但其对储存载体要求较高，需要回顾者有电子设备。

（三）邀请确认

在人生故事手册定稿前，一定要邀请回顾者对其中的内容进行审核，可围绕以下几个问题询问："它是不是真实反映了您的人生？有没有遗漏什么？您觉得有什么需要修改的？用词是不是清楚明了？"

（四）确保真实

人生故事手册不属于文艺作品，它是回顾者个人经历的真实展示，无论是以正入手，还是从侧旁及，都应遵循"重在亲历、尤重真实"的原则。因此，手册制作时应尽量实事求是，不能虚构夸张。引导者切忌仅凭借印象或想象刻意进行拔高或贬低。但在事实的基础上，对一些事件尤其是负性事件，可以作出善意的诠释。

（五）赠送时机

通常人生回顾手册在干预结束时赠予回顾者，也可以提前赠送，作为人生回顾干预最后整合单元的媒介。通过与回顾者共同翻阅人生回顾手册，引导他们总结和整合整个人生经历。

（六）保护隐私

人生故事手册涉及回顾者的个人隐私，不管纸质版手册还是电子版相册都要注意妥善保存。除了引导者，其他未征得回顾者同意的第三人无权查看手册。若遇到回顾者家属向引导者索取时，引导者必须要征得回顾者的同意方可分享手册。

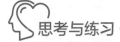 **思考与练习**

1 请比较不同人生回顾辅助工具的优点与缺点，并识别它们的适用范围。

2 针对小学文化程度、生活坎坷的高龄回顾者，可采用哪些辅助工具促进人生回顾访谈？

3 请借助生命教育绘本或相关视频，设计引导回顾者打开敏感性话题的人生回顾访谈方案。

（陈英）

第五章　人生回顾者类型

在人生回顾访谈中，有多少个回顾者就有多少版本的人生故事。尽管每个回顾者都以自己的方式叙述自己独特的故事，但他们之间仍存在某些共通之处。为方便引导者成功实施人生回顾，根据回顾者参与访谈的情况对回顾者进行归类，分为健谈型、勉强型、局外型、否认型和悲观型五种类型。虽然，这五种类型不能包含所有的人生回顾者，但有助于人生回顾初学者识别回顾者的特点，制订适宜的引导策略，提高人生回顾的实施效果。

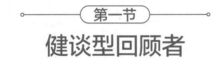

健谈型回顾者

一、界定

健谈是善于谈话，经久不倦。健谈型回顾者指在人生回顾访谈中，乐于倾诉自己故事的一类回顾者。表现为引导者只要给予一个话题，回顾者就滔滔不绝地讲述自己的故事并且延伸出很多观点与事例。相较其他类型的回顾者，健谈型不需要借助太多的引导技巧，访谈比较容易开展。

二、特点

健谈型回顾者通常性格外向，乐于交往。在访谈之初只需寒暄几句，便打开了话匣子；在访谈中很少出现中断，无论给予何种话题，他们都能够游刃有余地叙述相关的人生经历。

由于健谈型回顾者滔滔不绝地叙述，有时候访谈难以按照既定的干预方案开展，需要引导者适当调整既定的人生回顾干预方案，如增加单元数、聚焦核心人生主题等。

部分健谈型回顾者除了乐于回顾人生，还会自发地对过往的人生事件进行评价，赋予事件背后的意义。而另一部分回顾者注重叙述事件细节的精彩性，忽略了对事件深层次的看法及评价，导致访谈流于表面。对于后者，需要引导者促进其表达情感和挖掘人生事件的价值并给予评价。

三、引导对策

（一）宽泛引导

对于人生回顾初学者而言，与健谈型回顾者访谈相对不费力、容易上手。通常引导者先抛出访谈话题，回顾者就会顺着话题有序回顾人生事件。常用的技巧包括耐心倾听、用非语言动作表示无条件尊重等。此外，引导者还可以应用复述访谈技巧，通过复述反馈访谈要点，引发回顾者思考所陈述事件的影响及背后的意义。

健谈型回顾者善于叙述，尤其是自发地对事件细节进行描述。因此，回顾者在访谈开始阶段一般只需要采用较为宽泛的引导性问题。这类问题有利于回顾者在访谈时从其最关注或印象最深刻的事件谈起，方便引导者判断回顾者关注的事件。宽泛的问题如"您能谈谈您的童年生活吗？""请您谈谈您的工作"等。

（二）不拘泥于访谈提纲

由于健谈型回顾者能说善道，会想到哪就说哪，逻辑显得混乱，就会造成人生回顾访谈比较难以把控，引导者可能会因为访谈提纲中的问题没有问完而苦恼。实际上，对于此类型回顾者，引导者无需纠结访谈提纲。一般情况下，回顾者的叙述能够囊括其人生的重要事件及决定。

（三）把握访谈节奏

在引导健谈型回顾者人生回顾时，引导者常常会考虑要不要打断其讲述，建议如非必要最好不要随意打断谈话，因为回顾者有可能认为引导者不愿意倾听或者不尊重他，从而影响后续人生回顾的开展。在访谈中，引导者需避免被回顾者带偏主题和因持续谈论一个话题而忽略了其他阶段人生经历的回顾。为了保证人生回顾涉及每个阶段的经历，可适当借助引导性问题进行话题转换。

四、案例

（一）基本信息

回顾者：张××。

年龄：77 岁。

性别：男性。

职业：农民。

婚姻：丧偶。

文化程度：高中结业。

性格特点：主动、开朗、自尊心强。

家庭成员：育有 3 个儿子。

身体评估：糖尿病 12 年，长期规律服药，血糖控制良好，日常生活完全自理。

心理测评：情绪较稳定，喜欢回顾往事，并希望与他人分享人生阅历。

人际关系：3 个儿子各自生活，定时探视。入住养老院后，与好友少有接触，偶尔电话联系。

（二）介入原因

养老院工作人员告知研究者，张爷爷入住养老机构 1 个多月了，时常调侃在这里饭来张口、衣来伸手，不出门就可以参加各种娱乐活动，但不知为何总觉得生活乏味，好像少了点什么，时常跟养老院的工作人员提起自己年轻时候的经历。在进一步与张爷爷聊天后得知，张爷爷自幼天资聪颖，成绩优异，他曾怀揣美好憧憬和雄伟抱负要进入大学深造，但因为不可抗拒因素在高考当年被开除学籍，成为他一辈子的伤痛。用他自己的话形容是"现在我就只能用二胡和唱歌，来寄托我的哀鸣"。实际上，他将学的知识和才能运用于种地、制木器等工作中，为家人创造了美好的生活，还培养了3位优秀的孩子。他认为自己的人生是不幸的，他的很多才能无法发挥，如果没有被开除学籍，他可能早已成为国家栋梁之材，这成为张爷爷心中解不开的郁结。我们决定对其实施人生回顾心理干预，以期帮助他整合人生经历，更好地适应养老院的生活。

（三）案例介绍

在养老院的活动中心，引导者见到了张爷爷。休息间歇期，张爷爷主动过来和引导者打招呼。在知晓引导者的来意后，表示非常愿意参与人生回顾。在此后，引导者与张爷爷进行了为期6周的人生回顾。每一次见到张爷爷，他都是一副乐天派的样子。他分享了许多过往的趣事，如童年时在河里抓鱼摸虾；上学时和伙伴们一同玩耍，联合"戏弄"老师；成家后与妻子一同种菜、上街卖菜；分享运用所学知识克服困难制造农具；分享3个优秀儿子的培养经历等。不仅如此，张爷爷对过往的人生有自己独到的见解，会分享自己对人、事、物的体悟，比如家庭观、事业观等。为期6周的访谈进展很顺利，每次约1h的访谈都在谈笑间度过。

引导者与张爷爷的访谈进展顺利，主要因为张爷爷属于典型的健谈型回顾者。因此，引导者在这个过程中不需要太多的技巧，只要抛出话题，回顾者就能侃侃而谈。访谈期间，为了更有效地沟通，引导者会通过点头、微笑等方式回应、鼓励回顾者继续述说。有时会运用复述的面谈技巧，重复述说内容中重要的部分反馈给回顾者，一方面可以表明引导者在认真倾听，同时验证引导者是否正确理解回顾者述说的内容；另一方面也可以让回顾者进一步思考所陈述的内容，进行更深入地价值评判及意义探索，见表5-1。

表 5-1　健谈型回顾者访谈示例

访谈示例（成年期节选部分对话）	注释
引导者: "张爷爷，今天我们来谈谈您的工作吧。" **张爷爷:** "我没有什么工作啊，最开始做木工，到了1979年前后，那个时候改革开放了，因为我全家都是农民，所以分了一些地，还有一些钱。最开始，我都拿去种稻谷了，头一两年，收了稻谷吃不完，家里没那么多地方放，第三年我就开始改种菜了，全部都拿去种菜。一开始，邻居都笑我，怎么能全部种菜，没种稻谷吃什么？后来啊，我的菜一到收成了，就拿出去卖。你知道吗，卖一天菜，你可以买200斤谷子啊，哈哈哈，结果啊，搞得人家都去种菜了呢……"（引导者在倾听的过程中保持微笑，并适时点头）	为健谈型回顾者开展人生回顾时，可以以较为宽泛的问题开始，让他们自由发挥；健谈型回顾者不需要太多引导，自己就能侃侃而谈
张爷爷: "你知道为什么我选择种菜却不在乎大家笑话吗？" **引导者:** "为什么呢？" **张爷爷:** "因为我有独特的经验啊，那个时候，我文化程度相对比较高啊，我会去学习、去钻研种菜，你说是不是？"	引导者在引导过程中可以采用非语言动作鼓励回顾者继续回顾 某些健谈型回顾者自己会对过往事件做出深层次评价；引导者通过反问让回顾者说出自己的观点
引导者: "是的是的，爷爷您很厉害呀！" **张爷爷:** "厉害不敢说，你知道吗，那个时候，我是看到种菜这个前景很大的，一天就能挣那么多钱，可以换200斤的稻谷啊。收入高了，那几年生活就好过了。我把我高中学习的化学、物理知识啊，用在种菜上，菜就种得很好啊，产量又多，质量也好。当时，街上的人都知道了，就等我家的菜，我家菜一到街上，他们就买些回去。我老婆还看到人家有的就在那里等着，等我的菜挑出去……哈哈哈……"	认可，回顾者点头表示肯定 张爷爷叙述他的工作时，脸上挂满笑容，不时笑出声来，回顾者会心地微笑点头，表示肯定，鼓励述说
引导者: "是的是的，爷爷，听您这么说，您真的非常厉害，爷爷，那时候您是什么感觉呢？" **张爷爷:** "那种感觉啊，是非常非常幸福哟。我文化程度比他们高啊，我懂得多啊，所以我种的大白菜很大的，一棵一棵，那个大白菜好几斤啊。县医院旁有一个包子店的女人，每天都是她上街买菜，专门买我家的菜。我老婆一到那边，她就买十几、二十公斤回去。你看，这样我就不怕我的菜卖不出去了，我家生活也有盼头了，我就感到挺有成就感的，你说幸福不幸福！"	引导者给予回应，并借助引导性问题引导访谈者深入思考，探索价值，作出评价

勉强型回顾者

一、界定

勉强指能力不够，还尽力去做；不是心甘情愿的，使人做他自己不愿意做的事，将就或凑合、不充足等。勉强型回顾者指回顾者不太愿意倾诉，在访谈中常常被动、简要地回答引导者提出的问题，且答案通常非常简短。勉强型回顾者一般分为两类。一类是愿意与别人分享自己的人生故事，但自身的表达能力非常有限，无法详细地、生动地描述自己的人生故事或表达自己的感情。与健谈型回顾者相反，勉强型回顾者不太擅长社交，吐露过往对他们来说绝非易事。他们可能会同意参加人生回顾，但开始访谈之后就会发现，他们对于每个问题的回答惜字如金。抛出问题后的沉默，会让访谈双方觉得人生回顾进展艰难。另外一类勉强型回顾者虽然同意参加人生回顾活动，但具有一定的戒备心，不愿意吐露过多细节、表达太多个人情感。他们可能习惯"沉默是金""遇人说话讲三分"的交往方式。勉强型回顾者沉默的表现在人生回顾访谈初期尤为明显，即引导者与回顾者信任关系还未建立时。

二、特点

勉强型回顾者在人生回顾访谈中，通常表现沉默，包括习惯型沉默、防御型沉默及漠视型沉默。习惯型沉默即在整个人生回顾访谈过程中，回顾者倾向于沉默。沉默可能是他们几十年来一贯的谈话风格。防御型沉默主要立足于个体自我保护的动机，多发生在访谈初期。漠视型沉默的回顾者认为过去的事情已经过去，或是自觉自己的人生乏味无趣，无从聊起，没有回顾的必要，呈现出对往事的"漠视"，进而表现出勉强交流的状态。不同类型的勉强型回顾者在居住环境及个性特点方面存在一些共同点，见表 5-2。

表 5-2　勉强型回顾者所处环境及个性／情绪特点归纳

环境	个性特点
独居，没有家人	不习惯社交对话
刚入住养老机构	个性一贯内向
住院期间，访谈的私密性无法得到保证	敏感多疑；处于抑郁状态

三、引导对策

（一）了解回顾者，界定类型

当引导者遇到勉强型回顾者时，首先应根据上述几种沉默特点对勉强型回顾者作亚分类，因为不同亚分类的勉强型回顾者的干预侧重点不同。例如防御型沉默的回顾者应注重信任关系的建立。

（二）巧用记忆刺激物，打开话题

面对记忆模糊或表达能力有限的勉强型回顾者时，引导者应采用一些记忆刺激物来打开回顾者的话匣子：①简述与回顾者相关的小事（出生地、工作生活等）。②呈现旧的纪念品（旧卡片、照片、图片等）。③分享回顾者曾经生活过的地方所发生的故事。④提及一些可能与回顾者相关的风景名胜或大家口耳相传的历史事件。⑤采用概括型思维导图呈现各阶段的访谈主题。

此外，人生回顾干预前，引导者应尽可能全面收集回顾者的信息，如其所处的时代背景、文化背景等资料，并从这些资料中提取适合提问的话题，有助于访谈的顺利开展。如针对处于二十世纪五六十年代的回顾者，引导者可提问其有关农村合作社的问题。

（三）积极反馈，适时提问

每个人都希望听到别人对自己的表扬和赞美，即使是勉强型回顾者也不例外。在回顾者回顾时，引导者应给予积极反馈，增加他们的信心，让他们感受到引导者关注其叙述的内容，认为他们所说所做的经历是有价值的。另外，引导者也可以通过适时地提问激励回顾者表达。例如，当回顾者提及他在造纸厂工作时，引导者应表现出对"造纸"非常感兴趣，并且可以适时提问"我都没有见过造纸，那是什么样的过程？您是完成哪个环节的？"此时回顾者可能很乐意分享。此外，引导者还可以通过赞许的眼神、微微的点头以及真诚的微笑等身体态势，传达如"您所说的事情非常有价值，我很欣赏！"通常回顾者接收到这些信号，会更愿意继续说下去。

（四）建立信任关系

对于防御型沉默的回顾者，尤其要重视建立引导者与回顾者之间的信任关系。引导者可通过自我暴露、分享行为等技巧促进两者间关系的建立。例如，引导者可以向回顾者进行自我介绍，告知人生回顾项目及适当分享个人经历等。防御型沉默的勉强型回顾者可能在访谈初期比较困难，但随着双方关系的建立及良好的引导，此类勉强型回顾者也有可能转变为健谈型回顾者。

（五）保持耐心，避免中途打断

与健谈型回顾者类似，当勉强型回顾者正在叙述时，引导者一定要耐心倾听，避免中途打断他们。引导者不合时宜的插话，可能使回顾者感到不被尊重，或找到停止说话的借口，导致访谈再次陷入沉默的状态。因此，在对勉强型回顾者进行人生回顾时，即使引导者脑海里出现一个非常重要且需要澄清的问题，也要耐心等候对方把话说完再进行提问或追问。

总之，让勉强型回顾者乐于倾诉绝非易事，引导者需要在实践过程中不断积累和学习以提高自己的访谈技巧。

四、案例

（一）基本信息

回顾者：陈××。

年龄：85岁。

性别：男性。

职业：退休职员。

婚姻：丧偶。

文化程度：初中。

性格特点：内向、倔强、保守。

家庭成员：育有一女。

身体评估：3个月前跌倒导致髋骨骨折，住院保守治疗与康复训练，下肢功能恢复良好，目前为减轻下肢负重需要辅助行走，日常生活半自理。

心理评估：情绪低落，伴焦虑、恐惧、孤独。

人际关系：回顾者独居家中，虽育有一女，但嫁到国外，鲜少回国探视。由于日常生活中也少有朋友，外加好友均年事已高，基本没有机会与他人接触，日常接触者主要为社区和街道工作人员。

（二）介入原因

社区工作者在入户访视时发现陈爷爷难以接受髋骨骨折，害怕再次跌倒造成行动不便，影响日常生活，故基本不愿外出。陈爷爷的老伴儿去世后，女儿不在身边，生活无人照顾，社会支持网络薄弱，自我护理及应对能力不足。此外，他时常怀念老伴儿，对过去生活充满念想，常常沉浸在过去的回忆中，时而伤心流泪，时而面带微笑。由于陈爷爷长期独居情绪低落，伴有焦虑、害怕、孤独等心理问题，因此，在为陈爷爷提供骨折护理、预防跌倒等躯体照护的同时，拟提供心理支持，促进其心理健康，提升其晚年生活质量。

（三）案例介绍

通过社区工作人员引见，引导者初识了尚未谋面的陈爷爷。在社区工作人员眼中，陈爷爷是一个沉默寡言的人。社区工作人员说："我来这个社区工作有几年了，很少看到他主动与人打交道，社区的活动也从来不参加，也很少看到他出门。早些年他老伴儿还在世，总归有个人陪伴，后来老伴儿去了，就他一个人了。3个月前摔倒住院，才知道他有个女儿，不过嫁到国外了，老人住院时回来过几天，出院后，女儿就没露面，估计又出国了，现在他那条腿虽然好得差不多，但走路还是拄着根拐杖，也不利落。他的心情也不好。我们希望人生回顾访谈对他有所帮助。"

与陈爷爷第一次见面时，引导者明显感受到自己"不受欢迎"，陈爷爷几乎很少开口与引导者交流。尽管如此，引导者让自己始终保持微笑，对陈爷爷偶尔开口说的几个字，做到认真倾听和点头认可。引导者向陈爷爷解释了人生回顾，并表明希望为他进行为期6周的人生回顾。引导者友好真诚的态度让陈爷爷勉强接受了人生回顾。在第一次正式访谈中，引导者明显体会到人生回顾干预的困难。主要表现在每次引导者提出问题后，首先得到的反馈是沉默，或者简单的"嗯""啊""是的""对"。结合社区工作人员对陈爷爷的介绍及其在访谈中的回应方式，基本可以判断陈爷爷属于勉强型回顾者。根据陈爷爷的情况，引导者有针对性地调整访谈策略，每次访谈前提前收集陈爷爷年轻时的照片、影视资料以及名人趣事。因此，在后续的访谈中，引导者似乎都能找到爷爷感兴趣的"热点话题"，并引导陈爷爷叙述，而陈爷爷也越来越愿意分享他的人生故事。在陈爷爷的人生故事中有过灾难事故，曾让他数次想到自杀；有过幸福，无论多艰难，妻子不离不弃地陪伴、女儿的诞生，为他燃起了生活的希望；有过光荣，在工作领域取得的成绩、做出的贡献，是他人生中一笔宝贵的财富……

针对陈爷爷这样的勉强型回顾者，打破沉默，需要引导者提前做好功课，抓住能够引起对方记忆共鸣的点，这个共鸣点往往是开启其回忆与诉说的闸门。此外，还要保持耐心，用语言或非言语技巧表达自己倾听的意愿，无条件接纳对方所叙述的内容。可通过适当的自我暴露，增加与老年人间的信任关系，促进老年人主动参与人生经历的回顾，见表 5-3。

表 5-3 勉强型回顾者访谈示例

访谈内容（童年时期；节选部分内容）	注释
引导者: "陈爷爷，您好。请谈谈您 12 岁之前的童年时光吧。" **陈爷爷:** "谈什么呢？" **引导者:** "童年阶段，您现在能想起来最早、最远的记忆是什么呢？" **陈爷爷:** "想不起来了。" **引导者:** "爷爷，再想想您小时候，例如什么时候出生？在哪里出生的？"	勉强型回顾者不像健谈型回顾者，他们往往对宽泛型问题无从下手 回顾者回答倾向简短
陈爷爷: "1933 年出生的。"（沉默） **引导者:** "是的，爷爷，时间可能是有些久了，您的童年时期，大概是 1933—1945 年，抗日战争期间，您是否能想起什么呢？"	勉强型回顾者倾向一问一答，无法加以扩展
陈爷爷: "没想起来。" **引导者:** "那我们一起来看看这些旧照片吧。"（引导者与回顾者共同翻阅旧图册）	引导者试图通过回溯历史事件，引导回顾者叙述
陈爷爷: "嗯，当时是在打仗。"（对话停滞，回顾者一阵沉默，但已经在搜寻记忆） **引导者:** "打仗时您在做什么？"	引导者抛出具体型问题
陈爷爷: "我在读书啊。" **引导者:** "战火纷飞的年代读书是什么样子的呢？我很感兴趣，能跟我谈谈吗？"（微笑与期待的神情）	引导者用语言或非语言来表示自己对回顾者人生故事感兴趣

访谈内容（童年时期；节选部分内容）	注释
陈爷爷："是的，你们肯定不会知道那个过程的。那时候我们有防空洞。小时候村头小朋友爬在树上放哨，远远地看见敌人来了，就会来报信，老师就会带着我们往洞里跑。"（沉默） **引导者：**"看见敌人来了，放哨的小朋友就会来报信，老师就会带着你们往洞里跑，是吗？" **陈爷爷：**"是的，往防空洞里跑，最长的一次待过 3 天。"（沉默） **引导者：**"能谈谈那一次的情况吗？" **陈爷爷：**"那一次真的很危险。"（沉默） **引导者：**"怎么危险呢？" **陈爷爷：**"那一次，敌人来了没有马上走……"	面对勉强型回顾者时，引导者往往需要在细节和感受方面展开追问

第三节

局外型回顾者

一、界定

在现实生活中，我们通常会遇见两种类型的人。一类人比较外向，喜欢与他人分享自己的经历与观点；另一类人却较为封闭，不愿意让他人知晓自己的经历。当对方向他们诉说心事时，他们却总是对自己的事情闭口不谈。这一类人不一定都是内向的人，有的人虽然话不少，但从不触及自己的私生活，不谈及自己内心的感受，也不属于自我暴露的人。

局外人意为与某事无关者。局外型回顾者指在人生回顾访谈中，回顾者虽然乐于畅谈往事，但讲述的故事多与自己无关。他们常常置身事外，以一种客观的视角复述过往的周遭或历史事件。在人生回顾中，我们将这类人称为"局外人"。该类型的回顾者并不存在社交或表达障碍。他们在人生回顾时所呈现的封闭自我，可能与他们成长过程中被告知过多暴露自身隐私是不礼貌或不好的行为有关，久而久之就慢慢形成他们与人交往的信念或行为准则。因此，在人生回顾中，当有些回顾者被告知需要叙述与自己有关的往事时会面露讶然之色，且不知从何谈起。

二、特点

局外型回顾者在进行人生回顾时常以客观的视角讲述事件。他们可以饶有兴趣地与他人谈论国际时事、体育新闻、家长里短，但从来不会表明自己的态度。如果将话题引入略带私密性的问题时，他们就会插科打诨或一言以蔽之，所讲述的却是近乎完美地避开与自己有关的内容。

当被引导者追问、无法避免要谈及自己时，局外型回顾者也会说一些自己的内容，但回答往往非常简短。很快他们就话锋一转，转到他们热衷陈述的话题上。整个访谈中可能会出现引导者被回顾者"牵着鼻子走"的尴尬局面。

虽然长久的信念形成的"局外人"风格一时之间难以转换，但在较长的访谈过程中，通过引导者不断地引导、鼓励、强化，局外型回顾者会发现自我暴露变得越来越容易，可以较好地完成人生回顾。

三、引导对策

（一）强调人生回顾的目的

人生回顾的初衷是借由讲述自己的人生故事，在回顾中重新审视过往，评价自己，从而悦纳自己一生的过程。对于局外型回顾者，尽管他们讲述的故事再多，若这些故事均与自己无关，就无法认为是真正意义的人生回顾，更不能从中获益。因此，在对局外型回顾者进行人生回顾时，首先应介绍人生回顾的目的，使其明白引导者与回顾者的对话需要围绕"自己的故事"展开。在人生回顾过程中需要持续提醒他们，引导他们表露自我，说出自己的人生故事。

（二）引导回顾者表露自身体验

当局外型回顾者以观察者的视角客观讲述与自身无关的事件时，引导者可采用追问的技巧，或将正在谈论的话题具体化为与回顾者相关的问题，如"该事件发生时您在哪里呢？""当时您和谁在一起？""这件事情发生时，您的感受如何？"等，将话题重新聚焦到回顾者自身经历。例如，有一位回顾者在人生回顾过程中花了很长时间讲述1976年唐山大地震的具体情况，包括地震的级别、发生的时间、当时的状况以及相关的影视资料等。但在他的讲述中并没有提到任何与自身相关的描述。此时引导者可以进行提问："当时的地震对您造成怎样的影响？"于是回顾者就谈到了唐山大地震后自己突然觉得生命很无常，要珍惜生命、活在当下等。

（三）适时采用自我暴露技巧

引导者可借助自我表达或自我暴露的技巧鼓励回顾者说出自己的故事。一方面，自我暴露可以拉近访谈双方的距离，让回顾者卸下心理的包袱。另一方面，引导者可以通过自我暴露启迪回顾者，鼓励其诉说自己的故事。

四、案例

（一）基本信息

回顾者：温××。

年龄：81岁。

性别：男性。

职业：退休教师。

婚姻：已婚。

文化程度：本科。

性格特点：外向、积极、温和谦恭。

家庭成员：妻子，育有一女。

身体评估：慢性阻塞性肺疾病21年，平时注重呼吸功能锻炼与养生，非急性发作期生活可以自理。

心理评估：情绪低落、自我价值感低。

人际关系：与妻子同住在家中，女儿已出嫁，1个月回家探视一次。日常与老伴儿到附近公园散步，与好友聊天。几个月前，因慢性阻塞性肺疾病急性发作住院治疗。出院后，不再外出，偶尔与老伴儿到小区楼下走一圈，与朋友、同事仅通过电话、视频联系。

（二）介入原因

温爷爷是一个热爱生活的人，退休后生活安排合理、充实。经常与老伴儿一同到公园与好友见面、聊天。几个月前因慢性阻塞性肺疾病急性加重住院治疗，回家后，基本待在家中，鲜少外出。虽然温爷爷在家中有看书、练书法的习惯，但还是时常感到无聊，闷在家里憋得慌。看着朋友们还一如往常在公园里谈天说地，温爷爷经常跟老伴儿感叹自己老了、没用了，自我价值感降低。温爷爷老伴儿在社区工作站得知引导者要来时，便邀请去她家中，帮助温爷爷"解解闷"。

（三）案例介绍

温爷爷是一名博学的退休历史老师，家中书籍琳琅满目，涉猎古今中外。他讲解的时代故事总是精彩纷呈，妙语迭出。第一次开展人生回顾时，引导者感觉自己仿佛回到中学时代。眼前的温爷爷就像是一位讲台上授课的历史老师，这让引导者觉得很无力，无从引导。经过第一次失败的经历后，引导者为后续的访谈提前做准备。她首先了解温爷爷的每个人生阶段所处的时代背景，有针对性地进行追问，鼓励温爷爷叙述自己的人生故事，而非单纯讲述历史故事。访谈伊始，引导者得到仅是简短的回答，几乎无法提取有价值的内容。但随着人生回顾的进展，温爷爷越来越能打开自己的心扉，他开始讲述更多关于自己的故事。在温爷爷的叙述中，引导者了解到他来自书香门第，从小就被灌输谦逊、谦和的理念。在这种理念的影响下，温爷爷觉得反复诉说自己有些自吹自擂之态，且不客观，故在他人面前鲜少表达自我，久而久之成为习惯。因此，温爷爷在叙述过往时在不经意间谈到其他人或事物，把自己的部分隐藏了。基于此，引导者判断温爷爷的"局外回顾"是因为长期以来待人接物的处世态度所影响的。因此，在后续的访谈中，引导者刻意引导温爷爷从历史故事回归到自己的故事。此外，为了加强温爷爷的自我暴露意识，引导者采用自我暴露技巧。例如，在温爷爷描述困难时期的生活状况时，引导者分享了自己的爷爷在同一时期所经历的艰难困苦。在引导者的引导下，温爷爷自然而然地说道："我的处境跟你爷爷差不多，当时我也是在农村生活……"面对温爷爷这样的局外型回顾者时，引导者需要不断提醒他们，讲述自己的人生故事是合理有益的；鼓励他们在外部世界中发现生活里的自我，见表5-4。

表 5-4　局外型回顾者访谈示例

访谈示例（节选部分内容）	注释
引导者："温爷爷，我们今天讲述的主题跟您成年早期有关，您觉得从 20 岁开始，您的人生经历过哪些比较重大的事件呢？"	
温爷爷："那时经历比较重大的事情倒是有几个。那我按照时间脉络给你梳理下。我们从 1949 年中华人民共和国成立开始说吧。1949 年中华人民共和国成立了……"	回顾者充分发挥历史老师的优势，准确地描述了当时时代背景下的几大历史事件，但却没有提及处于历史背景下的自己
引导者："爷爷，您的记忆真的很好，当时的历史事件您都记得那么清楚，那爷爷，还记得当时您的生活吗？"	通过积极肯定回顾者，拉近访谈双方关系，并通过追问，鼓励回顾者叙述
温爷爷："那时候啊……我记得当时队长带着人挨家挨户地收锅、收铁质品，拿去炼钢。炼钢用的是一个大锅炉，下面架着火，每家轮流看着火。当时每家每户没有锅，大家就一起吃大锅饭，不用自己煮，吃的也挺好，有肉。"	回顾者对追问答复的内容，与自己无太大关系
引导者："那爷爷，当时有轮到您看火吗？您的感受如何呢？" **温爷爷**："有被安排到，感受嘛，还好了。"	引导者进一步追问感受，引导回顾者叙述与自己相关的事情
引导者："我记得我爷爷和我说起过，他当时还不懂得为什么要烧锅炉，只是过几天就有那么一轮，那时他非常盼望这一天的到来，这样就可以晚睡觉，父母因为要守夜，不会逼着他们去睡觉，他和哥哥俩人跑出来，围着锅炉转圈圈，当时他觉得很有意思。"	引导者通过自我表露鼓励回顾者述说
温爷爷："嗯，当时我大概 20 岁左右吧，我也有被单独安排看锅炉、添柴火，但是我没有觉得有意思，锅炉烧得滚烫滚烫的，烟很熏人，到了下半夜非常困，非常想睡觉，但是又不敢睡，害怕睡着了忘记添柴火。"	通过引导者自我表露，回顾者也开始叙述当时自己的经历及感受

◆———◆ 第四节 ◆———◆

否认型回顾者

一、界定

否认型回顾者指在人生回顾过程中，有意识地隐藏某些过往伤心、难过、悲惨等负面经历，而倾向于描述美好生活故事的人生回顾者。根据在回顾中否认的程度，可进一步分为绝对否认型回顾者和条件否认型回顾者。绝对否认型回顾者在整个人生回顾过程中均刻意隐瞒负性事件而呈现美好的正性事件，该类型的回顾者为自己戴上隔离悲苦的面具，且始终不愿揭开。而条件否认型回顾者在访谈初期表现为刻意隐瞒负性事件，但随着访谈双方信任关系的建立，开始尝试表露那些不太愉快的经历。

二、特点

否认型回顾者通常认为"家丑不可外扬""负面情绪不宜传递"。因此，他们在进行人生回顾时会刻意忽略或隐瞒过往人生中的一些负性事件，而仅呈现美好经历。

条件否认型回顾者在人生回顾早期或双方关系尚未建立前，倾向于隐瞒一些悲伤或不好的经历。但在双方信任关系建立后，他们开始提及某些时期并非如先前所述的那么完满。这预示着回顾者正打开一扇通往过去悲苦经历的大门，邀请引导者陪伴他们一起探索过往，并重新审视它们。

绝对否认型回顾者过于注重表象的美好或他们创设的保护机制已经根深蒂固地融入个体，使得他们在整个人生回顾过程中都在绘声绘色地描摹精彩的人生，哪怕他们真正的人生并不尽人意。该类型的回顾者通常会给引导者造成他们没有负面情绪的错觉。但实际上，他们内心深处对于过往的失败和不美好依然难以释怀。

三、干预对策

（一）鼓励述说

引导者应向回顾者介绍人生回顾的内容，包括负性事件和正性事件。在干预中，引导者可借助引导性问题为回顾者提供表达真实自我的机会。在抛出引导性问题之前，引导者说："悲喜交加是多数人的人生常态。您刚才谈到了一些愉快的经历。您是否曾经遇到过一些困难或不愉快的经历呢？"

（二）无条件信任

回顾者在叙述他们的故事时，引导者应采用接纳、关怀、无条件尊重、同理心、高度认同等技巧来鼓励回顾者叙述。特别注意的是，无论回顾者叙述什么样的经历，引导者必须无条件地信任，不予质疑，不予评判。

（三）把握时机

面对条件否认型回顾者，当信任关系建立后，若他们敞开大门叙述过往悲惨经历，此时无论访谈到哪一阶段、哪一主题，均先暂时停下，转向回顾者所提及的悲惨过往，并不断鼓励其自我表露，让回顾者尽情分享过往，并引导其赋予这段过往新的意义。

（四）尊重回顾者

面对绝对否认型回顾者，引导者并非剥离他们戴上的防御面具，让其直面面具下可能血淋淋的人生。引导者应采用柔和的方式，鼓励回顾者不仅要谈及正性事件也要谈及负性事件。若回顾者确实不愿意谈及伤心往事，要尊重他们的选择，不能勉强他们。

四、案例

（一）基本信息

回顾者：张 ××。

年龄：77 岁。

性别：女性。

职业：退休工人。

婚姻：离异。

文化程度：小学。

性格特点：热心、自我为中心、自尊心强。

家庭成员：未育子女。

身体状况：高血压病 12 年，因经常忘记服药致血压不稳定，曾出现短暂性脑缺血，治疗后无明显后遗症。入住养老机构后，在护士的监督下按时服用降压药，血压控制良好，生活基本自理。

心理测评：情绪低落、孤独感、担心被人嫌弃。

人际关系：与先生离异后独自生活，原本亲密的两个好友，一个已经离世，另一个因自己入住养老院后也失去联系。

（二）介入原因

张奶奶与丈夫离异后独自一人生活，为人热心，经常帮助身边的人，生活过得还算愉快，但7年前因好友离世及自己年事已高，身体状况大不如前，便入住养老院。在养老院生活期间，她依旧快乐生活，帮助院内老人和工作人员做些力所能及的事，如帮室友老人打饭、收衣服等。3个月前，因短暂性脑缺血发作送医院治疗后返回养老院。虽然无明显后遗症，但院内工作人员及其他老年人担心她病情再次发作，不再叫她帮忙。即使张奶奶主动提出帮忙做事，也被大家婉言谢绝。为此，张奶奶近来情绪低落，偶尔还会发脾气。工作人员认为张奶奶是因为身体原因，被看成没用的老人，害怕被人嫌弃、被忽略，才会出现这种情绪变化，希望引导者能与张奶奶进行交流。

（三）案例介绍

7年前，张奶奶因年纪大、无人照料，就近选择一家养老院入住至今。在人生回顾过程中，回顾者发现，张奶奶大多数时候都在分享她精彩的生活及完美的家庭。例如，在童年期及青少年期，她回忆起家人，谈及家人为她举办生日会，母亲亲自为她做糕点；讲述了蕙质兰心的母亲，为她缝制漂亮的裙子等。偶然提及父母吵架导致她哥哥离家出走失联的事。当引导者询问具体情况时，她仅仅提到哥哥不听话而离家出走，转而又开始叙说她的幸福生活；在成年期，她回忆与丈夫生活的过往点滴时，表达他们曾度过非常美好的时光，夫妻伉俪情深，丈夫在外赚钱，她则在家中操持家务，偶尔提及丈夫夜不归宿。当引导者具体询问时，她说丈夫太忙、应酬太多。从只言片语中回顾者得知她的丈夫最终抛弃她，另寻他欢。但张奶奶在描述过往一切时，似乎都非常美好，为自己戴上一副"玫瑰色的眼镜"，让所有的故事都增添了浪漫的色彩。

面对这样的否认型回顾者，引导者并非强行让她摘下这副"有色眼镜"，相反，要让她真正从心底接纳负性事件后，再戴上一副同样的"有色眼镜"，悦纳自己的人生故事，见表5-5。

表 5-5　否认型回顾者访谈示例

访谈示例（节选部分内容）	注释
引导者:"您能和我说说您的家人吗？" **张奶奶:**"我的家人都非常善良，他们都对我非常好，尤其是我的母亲。" **引导者:**"您能具体说说吗？" **张奶奶:**"我母亲很棒的，她很会做衣服，也很会做好吃的。我小时候穿的衣服大部分都是我母亲缝制的。在我们那个年代，我穿的总比其他同龄小伙伴们好，每次穿着我母亲缝制的裙子，大家都夸我好看，我非常开心，每次都盼望着穿上母亲新缝制的裙子；我还记得我小时候有一回过生日，我和母亲说我想吃绿豆糕，那个年代能吃上这些食物很难，母亲却在我生日那天做了绿豆糕给我吃，我非常开心，那是我吃过最好吃的绿豆糕了。"	回顾者谈论这些事情时脸上洋溢着笑容，沉浸在过去美好的时光里
引导者:"听您这样说，您的母亲真是心灵手巧啊，那您的父亲呢？" **张奶奶:**"我的父亲，他在外赚钱养家，每次从外地回来都会给我们带礼物，每次收到礼物，我们都非常开心。我记得我收到过一个洋娃娃，别提多开心了，每次我都带着它去找其他小伙伴玩，她们都非常羡慕我，我也觉得非常骄傲，因为只有我有。"	
引导者:"您刚刚说到'带礼物给我们'，您还有其他兄弟姐妹吗？能和我说说他们吗？" **张奶奶:**"嗯，我还有一个哥哥，不过后来他离家出走了，我就再也没见过他了。" **引导者:**"离家出走？" **张奶奶:**"嗯，有一次我父母吵架，我哥看不惯，甩门就走了，我哥哥脾气不好的，父母找不到他，我就成了家里唯一的孩子了，他们对我就更加照顾，我记得有一次我生病了，父母就轮流没日没夜地陪着我、照顾我，我觉得我很幸福……" …… **张奶奶:**"我那时想起了一些不太愉快的往事。所以每天睡不着，状态很差。" **引导者:**"什么不愉快的事？"	回顾者被问及哥哥离家出走的问题时，将话题转至自己成了家里唯一的孩子，父母更加溺爱，在之后的对话里，回顾者谈论了许多父母对她的好，只是对父母吵架及哥哥离家出走未再提及（否认过往可能存在的不愉快的经历）
张奶奶:"就是我哥哥离家出走的事。一直以来我都在逃避这个问题，其实我很难过。我哥哥非常疼我的，他的出走让我一直有个心结。虽然我一直回避，但我心里总还是会想起这个事，每次想起来就非常揪心。我觉得我父母虽然人好，但在这件事上真的做得不对，如果不是因为他们，哥哥根本不会离开家……"	随着信任关系的建立，回顾者开始谈一些负面事件，引导者借机追问

悲观型回顾者

一、界定

悲观型回顾者指回顾者的记忆里充斥着负性事件，对过往人生事件的看法悲观消极。他们认定自己是生活的受害者，并且通过反复不断地述说所经历的困苦来强调所述非虚，并希望获得别人的同情。当然，从心理学角度而言，这种"祥林嫂"式的述说也是心理防御机制之一。悲观型回顾者的悲观状态可能源于童年或成年期经历的痛苦遭遇，这些痛苦的经历一直缠绕着他们，并且在此后人生中不时被反刍咀嚼，不断被强化放大，令他们痛苦不堪。当悲观型回顾者对自己的人生进行评价时，他们的悲观主义凸显得淋漓尽致，对他们而言，生活中任何"好的"一面都难以被发觉。

二、特点

与否认型回顾者不同的是，多数悲观型回顾者确实遭受过许多困难、挫折或悲伤，从而导致他们悲观的人生态度。

悲观型回顾者所遭遇的悲惨经历大致围绕在童年或成年期遭遇虐待、忽视；丧失心爱的人，如丧子；或其他一些非同寻常的境遇。

悲观型回顾者在经历困苦后内心往往不能释怀，导致痛苦的过往持续困扰着他们、折磨着他们。

无法释怀的过往经历使他们非常期待或渴望有人能倾听他们述说，借由吐露心声、释放内心所不能承受的压力。因此，在每次访谈来临之际，悲观型回顾者可能会守候在门口，等待引导者的到来，且迫不及待地向引导者讲述悲惨的人生过往。

三、引导对策

（一）积极关注地倾听

面对悲观者持续不断地输入悲观的信息，甚至是"喋喋不休"，引导者需要非常有耐心，且积极关注倾听。人生回顾为悲观者提供了尽情诉说的机会，有助于其缓解不良情绪；同时，也对引导者提出了更高的要求，尤其是自身心理建设。

（二）接纳回顾者

面对悲观型回顾者，引导者应注意运用接纳、关怀、无条件尊重、同理心、高度认同等技巧，使回顾者充分感受到被接纳，以便引导其顺利回顾一生各个阶段的经历，为赋予新的人生意义提供可能。

（三）引导释怀

为悲观型回顾者进行人生回顾时，引导者在表示理解回顾者感受的同时，应引导回顾者从不同的视角看待或合理地重构人生的负性事件，使其放下这些负面的人生经历，接受自己独特的人生。

在面对悲观型回顾者时，引导者应注意甄别其严重程度。对于过度悲观而影响到日常生活的回顾者，引导者应帮助其及时转介，寻求专业的心理咨询。值得注意的是，悲观型回顾者输入的大量负面信息可能会影响引导者本身的情绪。在为悲观型回顾者进行人生回顾时，引导者自身要注意调节压力与情绪，避免深陷回顾者悲伤的漩涡中。

四、案例

（一）基本信息

回顾者：林××。

年龄：78 岁。

性别：女性。

职业：家庭主妇。

婚姻：丧偶。

文化程度：未接受正式教育，但能用普通话交流。

家庭成员：丈夫去世，育有两儿一女。

身体评估：自诉常感疲乏，失眠，生活基本自理。

心理评估：焦虑自评得分 59 分（Zung 焦虑自评量表，量表总分 80 分）、抑郁自评得分 53 分（Zung 抑郁自评量表，量表总分 80 分），心理痛苦自评得分 7 分（心理痛苦温度计，总分 10 分）。

人际关系：两儿一女，各自生活，女儿远嫁外地，偶尔探视；由于当初入住养老院并非个人意愿而是两个儿子的决定，林奶奶与儿子之间的关系变得紧张，儿子探望的频次也日渐减少。林奶奶平常一般只待在自己房间，偶尔到楼层客厅散步，鲜少参加院内老人的共同活动。

（二）介入原因

入住养老院之前，林奶奶曾经轮流在儿子们家里居住，后因各种原因又回到自己家中独居，在独居期间，曾试图自杀，幸好被及时发现送进医院救治，未造成严重伤害。出院后，儿子们直接将其送入养老院。由于入住养老院是两个儿子的安排，每次两个儿子来探视，林奶奶都求他们带她回去，但迫于现实压力，孩子们没有答应，母子甚至为此而吵架，林奶奶一度认为孩子们抛弃了她。几个月前因为感冒、发热恢复时间比往常长了一些，她便认为自己得了重病。加上在养老院生活期间，几次看到其他老人相继离世后，她认为自己也是将死之人，而且要在养老院孤独终老，内心惶恐不安。近来，她经常想起早已离世的母亲，持续出现心情低落、睡眠不好等表现，经常伤心、哭泣、唉声叹气；见到工作人员就开始诉说、痛哭，一直喃喃"我知道我要死了""我觉得我病得很严重，我就要死了……"工作人员也只能听她说说，无法有效开导她，希望专业人员帮忙疏导。

（三）案例背景

引导者第一次见到林奶奶时，她独自一人坐在养老院外的座椅上，眼神哀伤且忧郁。在 6 周的人生回顾干预中，引导者听到的都是经年累月的悲伤故事。林奶奶反复对引导者讲述了她小时候因为家里穷，父母重男轻女，且生育太多子女，让她早早便出嫁了。在男方家里，她时常被欺负，孤立无援，此后生儿育女，在家总有干不完的家务活和婆婆动不动的责骂、丈夫的置若罔闻，没有任何人给予关心宽慰，她觉得很无助，而这种无助感延续到她此后人生的每一个阶段，仿佛此生都绕不开父母将其遗弃以及在婆家被婆婆欺辱谩骂的情形。到了老年辗转于孩子家，最终还被送入养老院，她认为自己再次被抛弃了。"当时我太无助了""婆婆对我很不好""我的这一生没有快乐过，一次都没有""命运对我很不公平""我被遗弃了"，这些内容几乎在每一次访谈中都会被数次提起。由此可见，林奶奶是典型的悲观型回顾者。

对于悲观型的回顾者，他们迫切需要倾听者，虽然人生回顾有可能无法使其得到疗愈，但引导者的陪伴和耐心的倾听将会在很长一段时间对其有不可思议的意义。同时，引导者也可以帮助回顾者尝试从不同的角度去看待负面事件，摆正心态，见表5-6。

表5-6　悲观型回顾者访谈示例

访谈示例（节选部分内容）	注释
引导者："您能想起来的最遥远的记忆是什么？" 林奶奶："我想我永远忘不了父母让我出嫁的那一天，我抓着家里的木门不放，我父亲掰开我抓着门的手指，打横将我抱起，交给男方家人，很搞笑吧，那是我唯一一次被父亲抱。我记得那时我很怕，大哭起来，可是无论我哭得多大声，都没有人理睬我，我看到我母亲就站在那里，我的哥哥姐姐们也站在那里，没有一个人为我说一句话，没有人，连一句话都没有，就这样，我走了，从那以后我再也没有回过娘家，我真的很恨他们。既然把我抛弃了，那我再也不会认他们。"	回顾者在回顾这件事情时脸上写满哀伤，似乎只要再多说一句话眼泪就夺眶而出，离家的那一幕已经刻在回顾者的脑海，根深蒂固
引导者："奶奶，这真是难以忘怀的过往，我理解您复杂的心情。您能说说当时父母为什么让您出嫁吗？" 张奶奶："吃不上饭啊，就让我出嫁了。" 引导者："那是不是男方的家境会好点儿？" 张奶奶："那是肯定的，我原来的那个家里真的太穷了。据说后来我有一个弟弟还是妹妹饿死了。" 引导者："有没有可能您的父母是为了能够让您吃上饭，不被饿死才把您嫁出去呢？"	引导者共情且尝试提供给回顾者看待这件事的另外一些角度

续表

访谈示例（节选部分内容）	注释
张奶奶:（沉思）"那也不是没有可能，反正他们就不该不要我。（张奶奶"咬牙切齿"的情绪略有好转。）到了男方家，我的日子就从来没好过，我从未上桌吃过饭，也从未吃饱过。我被婆婆叫着做各种家务，小些时候去割草、洗衣服，长大些了，就得做一家人的饭，天没亮就要起来，那个时候真的很苦很累啊，那么努力地做事情，婆婆好像都不满意，她总说:'你白吃我们家饭，这点活儿都干不好。'我记得那一次，我手上端着汤，我家那位看到我，故意撞了我一下，我一个跟跄汤洒了，洒在手上，太烫了，真的太烫了，我下意识就松开手，碗碎了，我意识到完蛋了，果不其然，婆婆闻声过来，看到眼前的情形，就骂开了:'你干什么吃的，什么事情都做不好，端个汤还能把碗给打碎了。啊，你怎么什么都做不好，吃白饭嘛！'我低着头，听着责骂，心想总会过去的，可是，婆婆骂完似乎仍不解气，当我以为结束时，没想到她突然扬手一巴掌就打在我脸上，我的耳朵一下子就轰了，脸火辣辣的，那一巴掌打得可真重，疼得紧，我真的很害怕，害怕极了，多渴望有人来救救我。你说我到底是什么命啊，我的命好苦啊……"（引导者认真倾听）	回顾者在叙述时，引导者观察到回顾者不自觉地将一只手抚摸着脸，仿佛那一刻就在眼前，满脸的痛苦、哀伤、悲泣
引导者:"是啊，您在夫家的日子确实不太好过啊，真是不容易。在您的夫家有没有人稍微对您好点儿？" **张奶奶:**"那肯定也是有的。我想想……"	引导者耐心倾听且共情；引导者试图带领回顾者挖掘人生中的美好

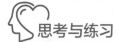

思考与练习

1 比较不同类型回顾者所采用的人生回顾引导技巧有哪些异同点？

2 以勉强型回顾者为例设计人生回顾访谈情境，你会怎样开始访谈？自我表露的程度有多大？如何结束访谈？

3 对悲观型回顾者开展人生回顾时，为避免自己深陷回顾者悲伤的漩涡中，引导者可以从哪些方面进行自我调节？

（陈英　肖惠敏）

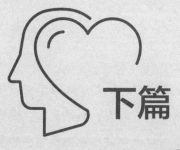

下篇

人生回顾实践

第六章　老年人人生回顾

"我很羡慕那些夫妻一对儿来养老院住的。你看，他们可以一起去公园走一走，去食堂打饭、吃饭，饭后还牵着手出去逛逛。我很羡慕，也很遗憾，因为现在我没有这样的时刻了……在晚年两口子都健在是件很幸福的事，我可以把老婆带来一起住。我和我老婆是福建老乡，但在山东认识。一到周末，我们就一起上街买菜，买了公鸡、对虾、韭菜黄，然后一起包三鲜水饺，两口子吧，那时我跟我老婆都吃得很胖，哈哈哈……我很怀念当时的生活，那时候我们过得很幸福！"

——养老院黄爷爷

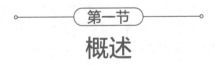

第一节
概述

一、人口老龄化

当前，全球正迈向老龄化。根据联合国发布的《2019 年世界人口展望》报告，2018 年全球 65 岁以上的老年人口数量首次超过了 5 岁及以下儿童的数量。该报告显示，2019 年中国人口老龄化增速位居世界第一。根据国家统计局数据显示，2019 年末我国 60 周岁及以上人口达到 25 388 万人，占总人口的 18.1%，其中 65 周岁及以上人口 17 603 万人，占总人口的 12.6%。由中国发展研究基金会发布的《中国发展报告 2020：中国人口老龄化的发展趋势和政策》预测，中国老年人口规模和比例将持续呈现"双增长"态势，65 岁及以上人口所占比例将超过 14%。可见，人口基数大、发展速度快是中国人口老龄化的特征。大规模快速的人口老龄化，对经济、社会和政治带来巨大的挑战，如何积极、科学、有效应对人口老龄化已经成为当今社会的重大课题和挑战。

二、老年人心理－精神问题

随着年龄的增长，老年人身体功能老化，患病的情况普遍存在，部分老年人甚至出现多病共存的现象，常导致其失去独立生活的能力，给他们的身心造成双重压力。此外，老年人往往会经历退休、子女外出工作、伴侣或者朋友离世等事件，容易出现孤独和心理困扰，甚至引发焦虑、抑郁等心理问题。世界卫生组织指出，60 岁及以上老年人患有精神或者神经障碍的比例超过 20%，其中痴呆症和抑郁症最为常见。据估算，抑郁症老年人大约占老年人口总数的 10%，而患有躯体疾病的老年人抑郁症发生率高达 50%；老年痴呆症患者达 5% ～ 8%；老年焦虑症患者占 3.8%；约 1% 的老年人出现物质滥用问题。我国老年人的心理健康状况也不容乐观。据《2018 年中国老年心理健康白皮书》报道，63% 中国老年人表示常常感到孤独，其中 54% 的老人表示即使与他人在一起仍然会感到孤单，且中国老年人的心态画像主要由难以入睡、记忆力衰退、孤独、苦闷、忘性大等构成。2019 年黄悦勤教授团队在《柳叶刀·精神病学》发表，我国 65 岁及以上老年人群抑郁症患病率达 3.8%，焦虑障碍患病率为 4.7%，精神分裂症患病率为 0.1%，老年期痴呆终生患病率为 5.56%。由于老年人普遍对心理健康问题的认知不足，且思想观念比较固化，对心理问题存在偏见和歧视，因而讳疾忌医，不愿意向专业人员求助，导致错过最佳的心理疏导和治疗时期，这不仅影响他们的生活质量，也给家庭和社会带来了沉重的负担。

三、加强社会心理服务体系建设

推进健康老龄化不仅是建设健康中国的重要组成部分，也是积极应对人口老龄化的长久之计。健康老龄化要求老年人不仅要有健康的体魄，更要有健康的心理功能和社会适应能力。因此，要实现健康中国和健康老龄化的目标，除了完善社会保障、医疗保障、社会服务等，维持和增进老年人心理功能也不容忽视。为了加强社会心理服务体系建设，促进中国老年人心理健康，国家卫生健康委员会 2019 年 3 月印发的《关于实施老年人心理关爱项目的通知》，明确提出 2019 年和 2020 年在全国选取 1 600 个城市社区和 320 个农村行政村实施老年人心理关爱项目。一是了解和掌握目前中国老年人心理健康状况的现状；二是提高基层工作人员心理健康服务的技能水平；三是增强老年人的心理健康意识，改善老年人的心理健康状况。可见，提高基层工作人员的心理健康服务技能水平，及时对老年人进行心理评估，必要时实施心理咨询、心理干预等治疗，有助于改善老年人的心理健康状况。因此，建立一项简单、有效、科学的老年人心理干预技术，助力健康老龄化显得尤为重要。

四、老年人人生回顾心理干预

在日常生活中，我们观察到老年人常常会跟自己的家人或朋友谈起自己的过去。巴特勒提出人生回顾是老年人群中一种自然发生的普遍现象。随后，这个普遍现象被作为解决老年人"自我整合与绝望"心理危机的干预措施。自 1960 年起，人生回顾广泛运用于抑郁、虚弱、痴呆、丧偶、适应不良以及生命终末期的老年人人群中，以提高老年人的心理健康。人生回顾通过引导个体回顾从童年至老年人生各阶段的经历。每个阶段由专业引导者引导回顾者围绕若干重要的主题开展访谈，回顾过去的事件，重新作出评价，对人生经历进行重新整合，对未来作出规划。在对人生重大事件或者值得保留和回忆的往昔回顾过程中，增强原有的积极体验。同时，对一些负面或不够中性的经历，特别是未解决的冲突、悲伤，提供再一次的审视，重新诠释生命事件，为旧创赋予新的意义，进而整合并接纳自己的生命历程。

老年人人生回顾心理干预方案的建立

一、理论基础

（一）埃里克森心理社会发展理论

　　爱利克·埃里克森主张人的一生可分为既是连续又各不相同的八个阶段，这八个阶段以不变的序列发展，每个阶段都有其特定的发展任务且具有普遍性的心理社会危机。成功解决上一阶段的冲突，个体才能更好地面对下一阶段的冲突，而冲突得到积极解决，自我就会获得成长，人格得到进一步健全。他认为人生最后一阶段的危机是"自我整合与绝望"。他强调人生回顾是老年期发展的任务，通过将生命各个片段整合在一起，重新赋予意义，使人们感受到过去生活与现在的差异及关联。人生回顾的重点不是事件，而是老年人在回顾时是否能持开放、和谐、接纳自我的态度与观点，去正视生命中的阴影，感受走出阴影的力量，进而整合并接纳自己生命的历程，从而获得自我整合。

（二）其他人生回顾学说

　　巴特勒于1963年指出个体会发生自然而然地人生回顾的现象。他认为每个人都在不同的时间以不同的方式对过往生活进行回顾，并或多或少在追忆往昔中治愈自己。1983年学者指出护理人员首要任务不是解决生理性疼痛，而是引导个体倾诉、分享痛苦的经历与体验，从而消除或减少个体的痛楚。这一观点与人生回顾过程有利于自我治愈的观点类似。随后，有学者开始关注人生回顾，认同人生回顾是解决自我完善与绝望这一冲突的必要手段，强调护理人员应该进一步认识老化过程中自然发生的人生回顾现象，鼓励人们重新讲述自己的故事，重新理解自己的人生。1986年，有学者强烈建议将人生回顾作为发展、重写人生脚本的重要途径，有助于个体理解过去的选择，并以新的角度去看待过去的决定，为当下的生活找到新的方向。

二、构建方法

（一）确定人生回顾心理干预的单元和主题

埃里克森的心理社会发展理论指出人生包含婴儿期、童年早期、游戏期、学龄前期、青春期、成年早期、成年期、老年期八个阶段。1982 年学者 Haight 以此理论为框架，在 Gorney 和 Falk 两位学者关于回忆疗法和人生记忆相关的研究基础上，结合自己的研究成果确定了人生回顾心理干预各个人生阶段所涉及的主题，如死亡、悲伤、害怕、校园生活、艰难、友谊、工作以及人际关系等，并围绕这些主题初步拟订了人生回顾体验表上的引导性问题。1986 年研究者 White 曾采用初版人生回顾体验表进行人生回顾，收集与分析研究对象的反馈结果，发现该版人生回顾体验表上的引导性问题存在一些不足之处，尤其是缺少性和精神两大主题。为此，Haight 进一步结合自己的研究结果完善访谈提纲，形成了终版人生回顾体验表。

（二）通过实证研究论证方案的可行性及效果

学者 Molinari 和 Reichlin 在 1982 年首次详细评价、分析了过去 20 年发表的关于人生回顾的研究，对人生回顾的概念做了进一步阐述，指出人生回顾未来相关领域工作的开展需要一份详细的指南，包括收集基线资料与结果评价资料、准确区分人生回顾和回忆疗法、制订人生回顾干预实施方案等。随后，Haight 在 6 年内完成 3 项研究，不断优化结构式人生回顾干预方案。第一项研究仅纳入 10 例研究对象开展预实验，研究对象主要为老年人和志愿者，由研究者本人进行引导，结局指标为生活满意度。研究结果显示人生回顾心理干预具有可行性，实施人生回顾有助于提升老年人的生活满意度。第二项研究则针对 30 例养老公寓的退伍老兵，由经过训练并由研究者监管的护理实习生实施人生回顾心理干预。为了减少偏倚，每个护理实习生在对实验组老年人开展回顾的同时，也要保证对照组老年人的友好访视。该研究仍然采用生活满意度作为结局指标，结果表明人生回顾心理干预可提高退伍老兵的生活满意度。第三项研究则纳入 60 例来自社区的老年人为研究对象，纳入的老年人在身体方面均存在一定程度的残障，需要依靠社区的家庭服务才能独立生活。该项研究增加了一组空白对照，并采取了双盲设计，结果表明通过人生回顾心理干预可提高社区残障老年人的生活满意度。通过上述 3 项研究，Haight 发现每一项研究中实验组的不同老年个体生活满意度都显著提升。但值得注意的是，不同老年人群的生活满意度在基线水平存在较大的差异，如社区健康老年人的生活满意度明显高于居家失能老年人和养老院健康老年人。因此，她指出老年人的健康状况和独立性是实施人生回顾需要考虑的重点因素。

上述研究为 Haight 的人生回顾心理干预方案的完善奠定了基础，后期 Haight 又开展大量实证研究不断丰富人生回顾的干预人群、结果指标、短期及长期效果等方面，使结构化人生回顾心理干预方案得到不断完善。

三、人生回顾心理干预方案

（一）六大单元

人生回顾区别于日常自我往事回忆的一个特征是结构化。根据埃里克森的心理社会发展理论，人生回顾心理干预分为童年时期、青少年时期、成年早期、成年后期、评价与整合六个单元。六大单元的设置不仅体现了人生回顾心理干预结构化特征，确保每个回顾者的回忆能够涵盖从出生到当下的每个人生阶段，也是标准化干预方案的需要，使得每个研究对象回顾的人生阶段大致相似，以减少偏倚。

（二）回顾顺序

埃里克森的心理社会发展理论指出个体从童年时期到老年时期的各个阶段均有对应的心理危机，若早期的危机未得以解决，则会对下一阶段的人格发展造成负面影响。基于此，人生回顾心理干预按照时间顺序，首先回顾儿童时期的经历，最后回顾老年期的经历，使得早期人生阶段的心理危机先得到调和，并对下一阶段危机的解决起到良性循环。

（三）引导性问题

根据埃里克森的心理社会发展理论，Haight 研发并证实的人生回顾体验表，分为 5 个模块，包括童年时期、青少年时期、成年期、总结和评价、整合。每个模块含有对应人生阶段的主题，例如朋友、悲伤、害怕、校园生活等，每个主题下设引导性问题，为人生回顾引导者提供访谈提纲，保证每个回顾者能够系统地回顾人生各个阶段的经历，避免遗漏任何一个人生阶段的重要主题。

（四）个体化干预

Haight 指出人生回顾的最佳开展方式是以一对一的个体化交流形式实施。她认为人生回顾应该仅限于回顾者和引导者之间，以保证访谈的私密性。因为私密性的环境有助于回顾者更加放心地暴露自己的人生故事和内心想法，以提高人生回顾心理干预的治疗性效果。

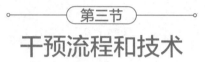

第三节

干预流程和技术

一、单元与涵盖主题

老年人人生回顾心理干预方案包含 6 个单元（表 6-1）。第一单元回顾童年时期的故事，主要围绕家人、关爱、玩伴、食物、困境等主题。第二单元回顾青少年时期的经历，围绕良师益友、校园生活、成长感受以及困境等主题。第三单元回顾成年早期的经历，聚焦婚姻、孩子、工作以及对自我进行剖析。第四单元回顾成年后期的生活，是第三单元的延续，除了上一单元的内容之外，进一步回顾家庭、人际关系、兴趣爱好等主题。第五单元是对人生各阶段回顾的总结和评价，主要重温人生回顾过程中提及的重要事件，并对其进行评价，重新审视人生。第六单元是对人生中正面经历及负面经历进行整合的单元，也是人生回顾心理干预的收官单元，借助访谈提纲上的评价性引导问题引导老年人将人生各个片段串成一个完整的链条，从系统而非局部的角度去看待人生、理解人生，以期最终实现接受自己独特的人生。

表 6-1　老年人人生回顾心理干预单元、主题及辅助工具

单元	人生阶段	主题	辅助工具
第一单元	童年时期	家人、关爱、玩伴、食物、困境等	访谈提纲、重大历史事件、旧照片等

续表

单元	人生阶段	主题	辅助工具
第二单元	青少年时期	良师益友、校园生活、成长感受、困境等	访谈提纲、旧照片、老歌等
第三单元	成年早期	婚姻、孩子、工作、对自我进行剖析等	访谈提纲、旧照片、老歌、荣誉证书等
第四单元	成年后期	家庭、工作、人际关系、困境、兴趣爱好等	访谈提纲、旧照片等
第五单元	总结和评价	重温重要事件并对其进行评价	访谈提纲
第六单元	整合	整合人生各个片段，重新理解人生、接受人生	访谈提纲

二、干预流程

（一）干预准备

在正式开始人生回顾心理干预前，引导者与老年人见面，详细了解、评估老年人的基本信息、兴趣爱好及身体情况等。同时，向老年人详细介绍此次人生回顾活动的目的、内容、安排和注意事项，必要时签署知情同意书，获取使用录音设备的许可等。耐心与老年人沟通，听取意见，协调活动时间与场所。通过此次会面，加深引导者与老年人之间的认识，初步建立良好的信任关系，有助于后期人生回顾活动的顺利开展。

（二）实施过程

1. **第一单元——童年时期** 鉴于第一单元是人生回顾引导者第二次与老年人会面，此期仍处于关系建立阶段。因此，需要慎重选择第一个问题。一般建议选择一些普适性、安全性的问题作为开场问题。比如，可以使用一般性问题"在您的生命中，您所能想起来的最遥远的记忆是什么？"帮助老年人打开记忆的闸门。然后，通过提纲上的引导性问题（如"说说您的家人"等）逐步引导回顾者进行童年时期人生经历的回顾。在单元结束前，引导者要对本次的内容加以总结并反馈给老年人，同时简要说明青少年时期的访谈主题，以便老年人提前准备第二单元的人生回顾访谈。

2. 第二单元——青少年时期　第一单元的访谈在一定程度上促进了引导者和老年人之间的信任关系。在开始本单元活动前，首先简要回顾上个单元访谈的主要内容，并询问其对上一单元的内容是否有补充与修正。同时，对上次访谈中存在的疑问进行澄清。接下来，可通过引导性问题如"当您想到自己青少年的生活时，您想到的第一件事情是什么？"引导老年人转入青少年时期的人生回顾。然后，借助提纲上的引导性问题如"那个时候您最敬佩的人是谁？""关于青少年时期有哪些快乐的记忆？"等进行该单元主题的具体回顾。同时，可以适当使用探索性的问题进一步挖掘故事背后的真实感受或态度，如"您对这件事有什么看法？""这件事对您而言意味着什么？"……

在本单元结束前，引导者加以总结并反馈给老年人，并注意以该单元提到的愉快事件结束本次访谈。最后，简要说明成年早期单元访谈的主题，提醒老年人提前为下一单元的人生回顾活动做好准备。

3. 第三单元——成年早期　第三单元的会面对引导者和老年人都是一个重要转折点。部分老年人在本单元可能选择退出活动，也有相当一部分的老年人会因为前期的活动，激发了继续回顾一生经历的热情，在接下来的活动中以更加开放的态度对待人生回顾访谈。在开始此期的活动前，首先简要回顾上单元的内容，并询问是否有补充内容，并对上单元访谈中存在的疑问进行澄清。然后，借助"我们现在来谈谈您成年时期的生活，自18岁起，您觉得自己经历了哪些重要事件？"引入成年早期的话题。再借助提纲中引导性问题，如"跟我说说您的工作吧？""您觉得自己20多岁及30多岁阶段，生活过得如何？"等进行成年早期生活事件的回顾，并根据老年人的回答，选择一些验证性的问题，如"作为成年人，您觉得当时自己做了自己应该做的事情了吗？""您对自己所做过的选择满意吗？"等帮助老年人对过去的一些决定进行重新检验。在此单元结束前，总结本次回顾中最值得回忆的内容并反馈给老年人，注意重构负性事件，并将活动气氛调整至愉快的基调后再结束本单元的访谈。最后，简要说明成年后期单元访谈的主题。

4. 第四单元——成年后期　基于前面3个单元的访谈，进入本单元时，引导者与老年人已经基本建立了信任关系，老年人也期待与引导者进一步分享他们的人生故事。成年后期的重点话题仍然围绕家庭、工作、人际关系等展开。本单元是上一单元的延续，因此，对上一单元的内容回顾要以此单元的开展为出发点。首先，可以借助"可以再说说您的孩子吗？"导入本单元的话题。然后，借助访谈提纲上如"在成年时期，您遇到的主要困难是什么？""对于您的婚姻，还有什么要补充的吗？"等问题对相应主题进行回顾，并引导其进行评价。临近结束时，引导者要对本单元内容进行总结。可以通过重申该单元讨论的主题，寻求对方的确认，以保证自己的理解无误。如果涉及悲伤的故事，则尽量把重点放在快乐的部分或者早期所分享的一些特别的经历上。最后，提醒老年人整个人生回顾心理干预活动即将结束，帮助其做好心理准备，并向其说明下个单元的主要内容。

5. 第五单元——总结和评价 本单元主要引导老年人仔细回顾过去的生活，重温一些重要的事件，重新审视自己的人生，对自己的过去进行总结、评价。本单元意味着主题的转移，所以对上一单元的内容进行总结和澄清尤为重要。建议引导者先对上一单元有疑问或者不能完全理解的事件进一步询问，以获得老年人的真实看法和态度。接下来，再引导老年人对自己一生的经历进行总结和评价，如："您觉得自己人生最快乐的时光是什么？""总体而言，您觉得自己的人生是怎样的？"

在活动即将结束时，引导者要特别指出老年人的人生亮点，并以一种欢快轻松的气氛结束本单元。同时，再次提醒老年人整个人生回顾心理干预活动只剩下最后一个单元，帮助老年人做好活动结束的心理准备。最后，向老年人介绍下个单元的人生回顾内容。

6. 第六单元——整合 本单元开始前引导者应当告知老年人本次访谈是人生回顾心理干预活动的最后一个单元。首先，对上个单元的活动进行简单回顾，并向老年人反馈引导者对上一单元回顾内容的理解，以求证是否正确体现老年人内心的真实想法。然后，借助访谈提纲上的评价性问题，如"您觉得这一生过得是否像您所期望的那样？""您对自己的人生选择或决定感到满意吗？"等引导老年人进行人生的评价。值得注意的是，一般建议评价性问题要涵盖本单元和第五单元涉及的访谈主题。同时，可以在本单元结束前引导老年人对人生重大成就进行再次回顾，比如当一位老年人认为人生最大的成就是培养了一对优秀的儿女时，可以追问"那么，您觉得您在工作岗位上创造的成绩，是否也是一个令人满意的成就呢？"这样可以帮助老年人发现更多人生的积极面。当然，我们也建议对一些苦难事件进行再次审视。比如，老年人在面对"一生当中，对您而言什么是最糟糕的？"这个问题仍然感到不安时，可以追问"您现在对这件事仍然感到……"由此来帮助老年人重新审视负性事件。再者，与老年人一起展望未来也是一个重要的内容。最后，对老年人人生各阶段进行完整地总结，引导者要帮助他们看到人生的闪光点。同时，引导者可以向老年人分享自己在6个单元活动后感受到老年人发生的积极变化。

三、干预注意事项

（一）干预前做好充分准备

每个单元开始前，引导者需要重新确认访谈环境的舒适性和安全性。为保证访谈的连续性，在正式访谈开始前引导者可以提醒老年人是否需要如厕。考虑到老年人可能存在听力退化的问题，双方位置坐定前，再次向其确认是否能够听清自己的声音，必要时需要进行位置的调整或提高音量。同时，事先准备一杯水或饮料，便于老年人访谈过程出现口渴时饮用。再者，考虑到老年人在回顾一些往事时会出现悲伤的情况，可以将纸巾备在身旁便于抽取。最后，在获得知情同意后使用录音设备时，为避免录音设备干扰其注意力，应当将其放置在不易注意到的地方。我们的经验是将其夹在访谈过程中使用的笔记本中是一个不错的选择。

（二）回忆顺序交错的干预

值得注意的是，老年人回忆人生故事时，会出现记忆交错的现象。由于记忆久远，尤其是儿童时期和青少年时期的记忆容易交叉出现。同时，在谈论自己的童年时代事件时，也容易将话题转到他们的后代身上。因此，当老年人偏离正题时，切忌将其生拉硬拽回本单元话题。适当的做法应该让其将该话题讲完，然后再提醒他现在谈论的是他童年时期的生活。

（三）安排合适的干预时间

老年人的人生回顾心理干预活动为期6周，每周1次，每次30～60min，给予引导者与老年人足够的时间建立良好的信任关系，有利于增进双方的信任感。这样的安排一方面可以促进老年人进行回顾时，防止其过于沉溺过去的记忆中；另一方面可以避免频繁、长时间地回顾导致老年人身心疲劳。但是，在实际操作过程中，考虑到老年人的自身情况，必要时引导者可以作出适当的调整，以老年人的体能可接受程度为准。

（四）选择适宜的干预形式

采取一对一的个体化形式进行人生回顾心理干预，为老年人创造一个相对轻松、安全的环境，保证了老年人人生回顾访谈的私密性，有助于老年人自由分享自己的人生故事和内心感受，保证活动的顺利开展。

（五）结束治疗性关系

为保证老年人能够顺利结束本次活动的治疗性关系，一般在第4周干预结束时，提醒老年人剩下的活动周次，以便其做好心理准备，逐步接受活动结束的到来。同时，在最后一次干预结束后，可通过赠送一张手写感谢卡，表达对老年人参与本次活动的感谢，使他们觉得自己对他人而言仍是有所帮助，并进一步认可自己存在的价值。

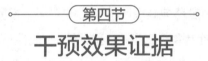

第四节

干预效果证据

大量的研究探索了人生回顾心理干预在老年人中的应用效果，尤其是近30年来该主题的研究快速发展。目前，关于人生回顾心理干预对老年人心理健康效果的研究指标聚焦抑郁症状、生活满意度、自尊和生命意义感等。

一、人生回顾心理干预改善老年人抑郁症状

人生回顾心理干预改善老年人抑郁症状的效果得到大量研究的支持。有学者做了一项系统综述，对人生回顾在改善抑郁效果方面进行了 Meta 分析。该研究共纳入 15 项原始研究，共计 863 例研究对象。其中 11 项随机对照试验质量达到 B 级，4 项类实验设计研究中 2 项为高强度证据等级，另 2 项则为中等强度。研究者最终纳入 11 项测量人生回顾的心理干预措施对改善抑郁症状效果的研究进行 Meta 分析，共计 673 例研究对象，结果显示，人生回顾心理干预组在改善抑郁情绪方面的效果显著优于对照组。近期有学者开展了一项非药物干预措施对老年人抑郁症状改善的网状 Meta 分析。该研

究共纳入 35 项发表于 1990 年至 2018 年间的随机对照试验，共计 3 797 例研究对象，年龄为 63.3 ～ 86.7 岁。其中 6 项研究测量了人生回顾心理干预措施在改善抑郁症状方面的效果。网状 Meta 分析结果显示，人生回顾心理干预措施能够显著改善老年人的抑郁症状，而且改善程度显著优于传统的健康宣教。该研究进一步指出音乐疗法、协同式护理、人生回顾心理干预、有氧运动以及耐力训练是有效改善抑郁症状的五大措施。由此可见，该研究进一步为人生回顾心理干预改善老年人抑郁症状的效果提供了强有力的证据支持。

虽然，在学者 Haight 看来，一对一的个体化干预形式对老年人而言是最适用的，但是，仍然有相当一部分学者尝试对老年人进行团体式人生回顾心理干预。以团体形式开展人生回顾的研究结果尚存在争议。学者 Stevens 对老年人进行为期 3 周、每周 2 次的人生回顾干预，结果未发现人生回顾对抑郁症状的改善作用。该研究每组样本量仅 12 例，相对偏小。学者 Hanaoka 则选取 80 例养老机构老年人，随机分为两组，对实验组进行了为期 8 周、每周 1 次的人生回顾心理干预，结果也未发现其在改善抑郁症状方面具有显著作用。但是，近期的其他相关研究则报道了阳性结果，在学者 Westerhof 的研究中，来自精神健康照护中心的老年人接受了为期 12 周、每周 1 次的人生回顾干预后，抑郁症状得到改善，且在随访时能保持稳定。其他学者在团体人生回顾中对具体引导方式进行创新后也发现该措施可以减轻老年人的抑郁症状。学者 Mastel 将 33 例老年人随机分为两组，实验组通过书写人生故事进行人生回顾，结果表明实验组老年人的抑郁症状得到改善。学者 Chippendale 采用结合书写方式对实验组 23 例研究对象进行人生回顾干预，得到类似结果。学者 Preschl 则采用随机对照试验，将 36 位社区中度抑郁老年人随机分为实验组和对照组，结合计算机的使用对实验组进行人生回顾干预，结果表明实验组的抑郁症状得到明显改善。

团体式人生回顾心理干预多采用单纯对话式访谈，缺乏一定的隐私性，可能会阻碍回顾者袒露自己的真实想法，在一定程度上影响了该措施的效果。另一方面，团体式干预可以在一定程度上节约时间成本，并获得来自同伴的支持。以团体形式开展人生回顾时，若能借助其他手段进行引导则能对缓解抑郁症状起到良好的效果。但是，目前研究所采取的方式对参与者的要求比较高，适合于年轻老年人。个体化人生回顾对改善抑郁症状的效果已经得到许多证据的支持，且有学者指出个体化形式对虚弱或者高龄老年人产生更好的效果。

二、人生回顾心理干预提高老年人生活满意度

　　学者 Serrano 将社会服务中心内 43 位抑郁症老年人随机分为 2 组，实验组接受了 4 个单元的人生回顾心理干预，结果发现在干预结束后，实验组老年人的生活满意度较对照组明显提高。学者 Goncalves 将 22 例重度抑郁女性老年患者随机分为实验组和对照组，并对实验组 11 例重度抑郁女性老年患者进行 4 个单元的人生回顾心理干预，该干预方案的访谈提纲由 14 个促进自传体记忆的问题构成。该研究同样发现接受人生回顾心理干预的老年女性的生活满意度出现明显改善。

　　国内的研究也证实人生回顾心理干预可以提高老年人的生活满意度。例如，早期一项研究纳入 24 例老年中心的老年人，其中实验组接受 6 周、每周 1 次的人生回顾心理干预，结果显示人生回顾心理干预措施能够提高老年人的生活满意度。另有学者的一项随机对照试验纳入 75 例我国台湾省退伍军人之家的老兵，其中实验组 39 例老兵接受为期 8 周的团体式人生回顾心理干预。研究者分别在干预结束时和 1 个月后进行效果测量，结果发现干预结束时实验组老兵的生活满意度与对照组相比明显提高。同时，在干预 1 个月后，实验组老兵的生活满意度相较于干预前也有显著改善。有学者探讨了人生回顾心理干预措施对养老机构虚弱老年人干预效果，同样得出该干预措施可以提高虚弱老年人的生活满意度的结论。

三、人生回顾对老年人自尊和生命意义感的影响

　　虽然理论上认为通过引导老年人回顾往昔可以提升自身的满足感和成就感并赋予生命新的意义和价值，但是目前关于自尊和生命意义感的实证研究较少，且结论仍有争议，有待进一步证实。在以自尊为结果指标的研究中，有学者采用类实验性研究探讨人生回顾心理干预的效果，发现该措施可以提高老年人自尊水平。学者 Preschl 的随机对照试验将 36 位社区中度抑郁老年患者随机分为实验组和对照组，并结合计算机的使用对实验组进行人生回顾心理干预，该研究结果也表明人生回顾可以提高老年人的自尊水平。但是，其他学者则报道了阴性结果。学者 Hanaoka 选取 80 例养老机构老年人随机分为两组，对实验组实施为期 8 周（每周 1 次）的人生回顾心理干预。在干预结束时并未发现该措施可以提高老年人的自尊水平。某研究中发现，虽然接受人生回顾心理干预的虚弱老年人自尊水平较干预前得到明显提升，但是实验组与对照组之间的差异并不具有统计学意义。值得注意的是，前两项研究均采用团体形式开展人生回顾，后者

则采用个体化人生回顾，但均未发现人生回顾心理干预措施在提高老年人自尊方面的作用。

在以生命意义感为结局指标的研究中，最早见于学者 Erlen 探讨人生回顾心理干预对艾滋病患者生命意义感的作用，结果表明在干预 3 个月后，实验组研究对象的生命意义感与对照组相比明显增强。随着生命意义感逐步得到学者的重视，有学者开始应用人生回顾对老年人进行干预以期提高其生命意义感。目前，针对人生回顾心理干预在提升生命意义感作用的研究中多采取团体式进行。例如，学者 Westerhof 的研究选取 171 例来自精神健康照护中心的老年人为研究对象，并将其随机分为实验组和对照组，实验组接受为期 12 周、每周 1 次的人生回顾心理干预，发现干预结束后实验组研究对象的生命意义感与对照组相比明显提高，提示人生回顾心理干预对提升该人群的生命意义感具有良好效果。但是，学者 Korte 针对 202 例丹麦社区老年人的研究，并未发现人生回顾干预措施对提升生命意义感有明显作用。近期，某研究中，虽然采取个体化一对一的干预形式，也未发现人生回顾心理干预能够提高虚弱老年人的生命意义感。整体而言，目前关于人生回顾心理干预在提高老年人生命意义感方面的干预性研究还比较少，且尚存在争议，需要进一步的研究证实。

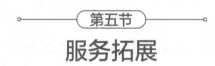

第五节

服务拓展

人生回顾心理干预作为一项非药物性、非侵入性的干预措施，有助于提高老年人群的心理健康水平和生活满意度，减少抑郁情绪。同时，研究表明人生回顾心理干预的实施者并非一定是心理领域的专业人士，只要受过一定教育、系统认真学习 Haight 结构化人生回顾指导手册、具备相应的技巧与能力者即可胜任该工作。基于该干预措施的潜在效果、方案科学、易于掌握等特点，人生回顾值得在社区、养老机构及临床上推广应用。在实践中要注意以下几点：

一、人生回顾心理干预引导者素质要求

老年人生回顾心理干预引导者，最好具有一定医学、护理专业知识，以便评估老年

人身心状况，判断其是否可以进行人生回顾干预。同时，引导者应当掌握老化的相关知识，知晓老年人存在听觉衰退、表达能力下降以及记忆力减退等情况，能够发自内心去理解他们，进而在访谈过程中能够耐心对待、尊重他们。再者，老年回顾者的人生跨越幅度大，人生阅历丰富，引导者应对其成长的历史社会背景有所了解，这样才能更好地理解他们所谈论的事情，保证访谈的顺利进行。最后，引导者应当具备观察老年人情绪变化的敏感性，对老年人的情绪状态及时、准确识别，必要时借助专业力量早期介入。

二、获得干预人群的接受

虽然回顾生命过程是自然发生的正常现象，但是在中国老年人群中开展人生回顾心理干预的初始阶段并不易被接受，在听到"心理干预"时，往往会与精神疾病联系在一起，且存在偏见。因此，建议在开展人生回顾前应积极引导老年人正视该阶段可能出现的心理问题，必要时可在开展活动之前联合社区、养老机构开展心理健康讲座，科普老年人常见心理问题，提高老年人对心理健康的关注。此外，要详细向老年人说明人生回顾活动的开展过程，鼓励老年人尝试。

三、提升干预人群的参与依从性

步入老年后，老年人的很多决定往往需要与家人共同商讨后才能最终作出选择。部分子女因为担心回忆过去伤心的往事会造成老年人再次伤害，或者不愿意在外人面前多谈自己的家事，故选择不参加活动。针对这部分老年人或家属，在邀请参加活动初期，应当充分说明人生回顾心理干预措施的目的与内容，并做好老年人隐私的保护，保证访谈内容的保密性。

四、引导者的无条件支持

随着年龄的增长，老年人往往存在观念固化。在访谈过程中，引导者应当做好一个倾听者，对于老年人的一些错误观念，无需与其争辩或纠正，更不能将自己的观念强加于老年人。对于老年人而言，大多数时候希望有人愿意倾听自己，在一定程度上满足了他们渴望被理解的需要。因此，在人生回顾的各阶段中会对一些有重大影响的人生事件进行重复地回顾。在反复地述说中，老年人心中压抑的情绪才能得以宣泄、释怀，最终减轻心中郁积的情感对自己身心的影响。

五、访谈技巧的准确应用

值得注意的是，人生回顾过程中访谈应对技巧的使用是该干预发挥作用的重要因素。在针对老年回顾者的人生回顾过程中，比较基础但也相对重要的一点是，引导者一定要把握好自己的语速、音调，确保回顾者能够听得清楚。在具体回顾过程中，引导者的焦点应放在回顾者身上，对回顾者的人生故事表现出真诚的兴趣，并给予其全部的关注。同时，及时使用澄清技巧也有助于让回顾者感受到引导者对他的关注。特别是老年人由于存在记忆减退，对一些事件前后陈述存在矛盾时，应当及时询问予以澄清。再者，对待老年回顾者应当要有同理心。引导者通过认真倾听、仔细观察，进入回顾者的情感世界，从而创造一种共情的连接，对他们的故事以及情感持有一种开放性的态度，并适时地作出回应，进一步促进他们记忆的激发以及情感或想法的重新整理。同时，这种与人同喜同悲的过程会使他们觉得自己仍然有精神依靠与支持。

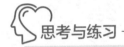

思考与练习

1 请根据章首中黄爷爷的陈述，利用人生回顾访谈技巧，尝试引导黄爷爷增强正面事件的回忆与评价。

2 请选择合适的人生回顾辅助工具，设计引导丧偶老人负面事件的人生回顾干预策略。

3 请识别居家老年人与养老机构老年人在人生回顾访谈主题异同点，并针对养老机构老年人特有的人生经历，设计引导老年人接受晚年迁入机构养老事件的访谈方案。

（兰秀燕）

第七章　晚期癌症患者人生回顾

　　她手捧着相册，如同珍宝一般，眼睛眯笑着，指着照片说："这是我儿子出生时候的照片，你看他眼睛、鼻子多像我，多可爱！可惜我没能给他完整的家，在他5岁的时候，我和孩子的爸爸离婚了，孩子寄养在外公外婆家，我拼命工作。仿佛是母子连心，儿子虽然话不多，但是很体贴我，懂事得让我心疼。特别是我生病后，更加觉得亏欠他，最放心不下的也是他（眼里泛着泪光，稍作停顿）。还好我的家人一直都在。回想生病以来到现在，无论在物质上，还是精神上，都无条件支持我。我曾经赚钱供弟弟上大学，现在弟弟工作了，主动提出要肩负起照顾孩子的责任，这让我感到很欣慰。孩子的未来有保障了，我也没有什么遗憾了。这本相册记录了我一生的经历，我和孩子的点点滴滴，即使我将来不在了，我的孩子依然能通过相册记得我。"

——乳腺癌患者李女士

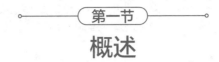

概述

一、癌症严重威胁人类身心健康

癌症是严重威胁人类身心健康的疾病，目前已成为全球性公共卫生问题。2018 年全球新发癌症病例约 1 810 万例，死亡病例约 960 万例，其发病率和死亡率呈持续增长态势。2019 年 1 月国家癌症中心发布 2019 年中国最新癌症数据，2015 年全国癌症发病约 392.9 万例，发病率为 285.83/10 万，全年死亡约 233.8 万人，死亡率为 170.05/10 万，说明我国平均每分钟有 7.5 人被诊断为癌症，4.4 人因癌症死亡。近 10 多年来，我国癌症发病、死亡数持续上升，癌症发病率每年平均增长约 3.9%，死亡率每年平均增长约 2.5%。中国癌症发病率、死亡率已位居全球第一，提示我国癌症发病与死亡形势十分严峻。

二、晚期癌症患者心理 – 精神问题突出

癌症是重大的负性应激事件。晚期癌症患者的预后差，不仅身体遭受严重的摧残，而且心理、精神也承受着巨大的痛苦，严重影响其生存质量。《2019 中国癌症患者生存质量白皮书》指出，36.27% 的癌症患者存在睡眠障碍，28.42% 的患者担忧家庭压力，13.21% 的患者表示在近一周内有自杀倾向。资料表明，癌症患者抑郁发生率为 32.5% ～ 75.7%，普遍高于正常人群和其他疾病患者。此外，他们常常因身体各功能低下、自我形象紊乱、躯体症状及对未来的不确定感，在寻求生命意义的过程中遭遇挫折。这些心理精神问题常常延长患者的住院时间，降低其生存质量，影响疾病预后。相关 Meta 分析也指出，癌症死亡风险与患者的心理精神问题呈现剂量 – 反应关系。当癌症患者遭受严重的心理精神问题时，例如焦虑、抑郁、无望感，死亡风险会增加 41%。研究表明，52.24% 的患者需要心理辅导服务，54.55% 的患者表示需要病友交流互助。因此，癌症患者心理精神问题突出，亟须得到关注。

三、人生回顾心理干预的优势

人生回顾是 20 世纪 60 年代由美国的老年病学专家巴特勒提出的一种心理、精神

干预措施，最早应用于老年病学领域，以降低老年人的抑郁、绝望感，提高其生活满意度等。随着研究的深入开展及临床实践，人生回顾心理干预逐渐被引入姑息护理领域，用于提升晚期癌症患者心理精神健康等。人生回顾参与者在引导者的结构式引导下对自身经历进行回顾、评价及总结，发现人生中未被解决的矛盾并加以剖析和重整，唤起对过往美好情景的回忆，并与人生中遗憾的过去达成和解，从而接受现实、接纳自己，将人生整合成一个更能接受、更有意义的整体，从而提升心理精神健康。

与其他心理、精神干预措施相比，人生回顾心理干预具有以下优势：

（1）人生回顾是一种自发的、普遍的心理过程。当个体处于生命晚期时，倾向于回顾自身的经历。然而，自发的回顾人生经历由于缺乏引导，个体容易再次陷入人生经历中一些未被解决的矛盾、冲突，而产生负面情绪，未能接受现实、接纳自己。而人生回顾引导者能够促进个体重新审视、解读，甚至赋予负面经历新的意义，从而达到自我整合。

（2）人生回顾干预最后阶段可形成人生回顾产物。例如，人生故事手册、人生回顾相册等，有效提高患者的心理精神健康。人生回顾产物是对回顾者一生主要经历、感悟的归纳与总结，可以帮助回顾者对自己的人生进行纵向、全面地评价与剖析，也可以与家人分享自己成功与失败的经验，是留给子女的一份精神遗产。

（3）人生回顾心理干预引导者不局限于心理治疗师，可由经过系统培训、具备人生回顾心理干预技巧的人员担任，例如临床护士、社会工作者等，方便在医院、社区、宁养院等推广应用。

四、癌症患者人生回顾心理干预研究面临的挑战

由于人生回顾是一种非药物性的干预措施，且对心理、精神健康具有良好的效果，国内外癌症患者人生回顾心理干预的研究日益增多，但也存在以下不足：

（1）不同国家、不同文化背景下的癌症患者关注点不同，因此，需要构建本土化人生回顾心理干预方案。例如，我国对癌症患者人生回顾心理干预研究最早见于2008年中国台湾学者的报道，研究表明以人生相册为引导的人生回顾心理干预对癌症患者生命意义和抑郁的效果。但该研究忽略了中国癌症患者的特点，未将其纳入人生回顾干预方案的构建中。

（2）部分研究忽略癌症人群最具特色的访谈主题，未设立癌症经历作为独立的单元进行人生回顾访谈，因而干预方案缺乏针对性和适用性。

（3）多数研究直接沿用学者 Haight 等构建的引导性问题作为癌症患者人生回顾访谈的提纲。该引导性问题起源于老年人群，未考虑癌症疾病的特征与影响，因此不适合直接应用于癌症患者。

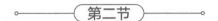

第二节

晚期癌症患者人生回顾心理干预方案的建立

研究团队以埃里克森心理社会发展理论和巴特勒人生回顾学说为指导，结合中国儒家成长发展思想，采用质性访谈法明确中国晚期癌症患者现阶段关注的人生主题，初步构建晚期癌症患者人生回顾心理干预方案。采用专家函询法对方案进行论证、修订，最终形成晚期癌症患者本土化人生回顾心理干预方案终稿。该方案从老年人群延伸到癌症患者，拓宽了人生回顾的研究视角与适用人群，促进晚期癌症患者的心理、精神健康。

一、理论基础

（一）中国儒家成长发展思想

中国儒家思想对中国人民的个体成长与发展有着深远的影响及积极的意义。在《论语·为政》篇中，记载了孔子自述其一生进德修业的发展过程，被中国后人视为人生各阶段修行的指引或榜样。子曰："吾十有五而志于学，三十而立，四十而不惑，五十而知天命，六十而耳顺，七十而从心所欲，不逾矩。"孔子说："我十五岁时，有志于做学问；三十岁有所成就，说话办事都有把握；四十岁，心理不再感到迷惑；五十岁知道天命是什么；六十岁能吸取各种见解而加入容纳；七十岁我就可以随心所欲，但也不会越出规矩。"可见，孔子认为十五岁至四十岁是学习领会的阶段；五十岁、六十岁是安心立命的阶段，也就是不受环境左右的阶段；七十岁是主观意识和做人的规则融合为一的阶段。孔子七十岁以前的人生轨迹，有求学、立身、明道的回顾。精神境界的提升是一个从不自觉到自觉、从必然到自由、循序渐进的过程。这种少有所学、长有所立、壮有所成、老有所为的思想，早已成为中华民族的传统和代代相勉的格言。孔子关于人生进德修业的思想为构建中国本土化晚期癌症患者人生回顾访谈主题提供了理论框架，提示

"学习""待人处事""成家""工作"等主题在中国人群中的重要性与特殊意义，在人生回顾访谈中要特别设计这些主题的深入访谈，挖掘其背后赋予个体的意义。

（二）埃里克森心理社会发展理论

埃里克森心理社会发展理论指出人的一生要经历八个阶段的心理社会演变。每个阶段都有一个普遍的发展任务，这些发展任务皆由成熟程度、社会期望及文化环境间所产生的矛盾或冲突所决定的。每一阶段的冲突都可以称为"危机"。如果个体完成了各阶段的任务，能顺利解决该阶段的危机，就有望形成积极的品质；反之，则形成消极的个性品质。人生最后一个阶段所面临的心理危机是自我整合与绝望。要解决这一阶段的心理社会危机，需要通过回顾与梳理每个人生阶段的经历，解决之前各人生阶段未完成的矛盾或冲突。

（三）巴特勒人生回顾学说

巴特勒提出将人生回顾作为实现自我整合的干预措施，是对埃里克森心理社会发展理论的重要拓展，也为达成自我整合的理论与实践搭起了桥梁。他将人生回顾定义为"人生回顾是一种自然发生的、普遍的心理过程，其特征是逐渐恢复对过去经历的意识，特别是重现那些经历中未解决的矛盾与冲突；通常情况下，这些复现的经历和冲突是可以得以重新整合的。"然而，自发的人生经历回顾缺乏系统性、全面性、连贯性与指引性，个体甚至可能因为再次身临其境体验一些负面经历，尤其是未解决的冲突、悲伤，在无引导者的帮助下无法独立通过重新审视、重新解读，从而放下、接受、甚至赋予负面经历新的意义，导致个体不能接受现实、接纳自己，无法达到自我整合。

二、构建方法

（一）质性访谈明确中国晚期癌症患者现阶段关注的人生主题

采用描述性质性研究，选择确诊为晚期癌症、知道自己疾病和预后、无意识障碍且能够沟通交流的 9 名患者作为访谈对象，采用根据彭美慈教授研发的晚期癌症患者生存质量量表改编的开放性访谈提纲，通过一对一半结构深入访谈收集中国晚期癌症患者现阶段关注的人生主题资料。每次访谈时间为 30 ~ 45min，在访谈结束后 24h 内对访谈录音资料进行转录，由两名研究者独立采用质性内容分析法进行主题提取，并商议确认最终的研究结果。访谈的样本量以质性资料达到饱和不再出现新的主题词为准。研究显示，中国晚期癌症患者在生命晚期关注的主题包括担心家人、成就与贡献、命运和善终，提示这四个主题对晚期癌症患者而言是当前阶段最关注的主题。因此，对其开展人生回顾心理干预时，要重点访谈患者对这些主题的经历、看法与评价，帮助其接纳自己，接纳自己的人生。

（二）专家方案论证

以埃里克森的心理社会发展理论、巴特勒人生回顾学说及中国儒家的成长发展思想为基础，结合质性访谈的研究结果，构建了中国晚期癌症患者人生回顾干预方案初稿，邀请工作大于 10 年的临床心理学家、临床肿瘤学教授及擅长开展人生回顾的姑息护理专家，对构建人生回顾干预方案的单元、访谈提纲、制作人生手册、人生回顾指南等进行二轮的专家论证。根据专家的意见，对构建的人生回顾干预措施进行修改，并形成晚期癌症患者本土化人生回顾心理干预方案终稿。

三、晚期癌症患者人生回顾心理干预方案

晚期癌症患者人生回顾心理干预方案包括人生回顾访谈和制作人生回顾手册两部分。人生回顾访谈整合分为癌症经历、成年生活及未成年生活 3 个单元，并在每个单元的主题下设置相应的引导性问题。该方案打破传统人生回顾的 6 个模块，结合癌症患者当前所处的疾病状态，将癌症经历作为首个、独立的模块进行访谈，满足癌症患者对当前经历关注的心理需求。此外，该方案融入中国儒家关于成长发展的思想确定访谈主题与引导性问题，对中国癌症患者更具有针对性、适用性。

（一）优化访谈模块

国际上，人生回顾研究虽然已从老年人群延伸到其他人群，如癌症患者、艾滋病患者等生命威胁性疾病患者，但现有的研究仍延用 Haight 老年人结构化人生回顾心理干预的 6 个模块。然而，对晚期癌症患者而言，不治之症是其人生的重大负性事件，严重影响了其生涯规划及既定人生目标达成度，也正是这一疾病迫使患者提前面对人生最

后阶段的心理社会发展危机"自我整合与绝望"。临床实践和文献研究均证实晚期癌症患者常常遭受疾病引起身、心、精神的痛苦，无法达到自我整合。在人生回顾访谈中，如何引导患者正面看待癌症经历及其对患者生活、学习、工作的影响成为研究与实践的重要议题。因此，有必要将癌症经历作为其现阶段人生回顾访谈的一个独立模块，给予患者充分的时间进行回顾、表达感受、评价意义，并尽可能将其整合为人生经历中可接受的一部分。此外，一般而言，人生中许多重大事件发生在成年时期，而对于儿童与青少年时期的生活记忆模糊，所以可将儿童与青少年时期合并为一个模块，即未成年时期经历回顾。因此，本方案打破传统 6 个模块式人生回顾访谈，构建了以癌症经历、成年时期经历及未成年时期经历为核心的 3 个模块人生回顾访谈，突显成年时期与现阶段疾病经历的回顾，使其更贴近癌症患者特点与自身的需求。

（二）调整访谈顺序

根据埃里克森心理社会发展理论，人生最后一阶段的心理危机是自我整合与绝望。这意味着最终达到自我完善，需要逐步顺利度过 8 个阶段。而人生回顾作为帮助人们实现自我完善的措施恰好涵盖了从童年至当下的生活经历。所以，传统的人生回顾心理干预往往包括 4 个单元：儿童时期、青少年时期、成年时期、总结与整合。但是，有学者也提出，达到自我完善，人生经历的回顾并不一定需要按照人生先后顺序。由当下生活入手，再逐渐回到过去的逆向回顾方式可以更好地让回顾者感受到该措施与自己的关联性，有益于增加他们的接受度。由于癌症是患者提前面临"自我整合与绝望"心理危机的原因，因此，晚期癌症患者人生回顾心理干预采用倒序形式进行人生回顾访谈，即第一单元回顾癌症经历，第二单元回顾成年时期经历，第三单元回顾未成年时期。只有患者充分表达了疾病经历、感受与体验，才有可能深入探讨其他生活主题。

（三）重构访谈主题

因起源并发展于老年人群的人生回顾访谈主题并不直接适用于癌症人群，且不同国家、不同地域文化背景的癌症患者关注点有所不同，因此需要重新确定晚期癌症患者的访谈主题及其引导性问题。首先，以儒家成长发展的思想，尤其是孔子关于进德修业的学说，确定中国人群普遍关注的人生主题，包括学习、待人做事、家庭、工作，与之相对应的引导性问题包括"您学习怎么样？""您是如何与他人相处的？""请告诉我您的家庭成员情况。您为家人做了些什么？"……其次，课题组在中国大陆地区开展了关于晚期癌症患者生活质量的质性研究，其结果确定了晚期癌症患者关注的人生主题，包括疾病、家庭、担心家人、成就与贡献、命运和善终（死亡），与之相对应的引导性问题有"生病后您对家人有什么担心、希望、祝福？""您是如何看待生老病死？"……最后，引用文献中常用的人生回顾主题，包括死亡、悲伤、害怕、宗教信仰、学习、性、艰难、工作、人际关系，这类主题是 Burnside 和 Haight 根据埃里克森的理论提出的，已在许多研究中广泛应用并取得成效。

（四）制定人生回顾访谈指南

人生回顾访谈指南是由一系列围绕人生回顾访谈主题的引导性问题组成，主要用于帮助引导者指导晚期癌症患者开展每个人生阶段重要经历的回顾。人生回顾体验表设有63 个引导性的问题，经过多年研究与实践的不断完善，已成为人生回顾研究中最常使用的指南。而中国晚期癌症患者的人生回顾心理干预，重点在于引导患癌经历与成年时期事件的回顾，所以起源并发展于老年人群的 LRF 并不适合直接引用。因此，根据重新界定的中国晚期癌症患者的人生主题，国内学者在 Haight 经典引导性问题的基础上，建立了由 58 个引导性问题组成的晚期癌症患者人生回顾访谈指南。此外，为应对患者在人生回顾过程由于回顾其负性人生经历而出现不愉快情绪，增设了患者人生回顾访谈负性情绪应对预案，以保证患者的安全。

（五）制作人生回顾产物

绝大多数人生回顾研究仅涉及人生回顾访谈，内容单一。研究表明，在故事类的干预措施中增加制作人生故事小册子、人生回顾相册等纸质作品，有利于提高患者的心理社会精神健康。因此，晚期癌症患者人生回顾心理干预增加了人生回顾手册的制作。该手册主要以患者人生回顾访谈的内容作为资料，根据患者的喜好，选择性记录主要人生事件与感悟，并将其所喜欢的照片、图片贴在与文字对应的页面上。人生回顾手册是对患者一生主要经历、感悟的归纳与总结，也是人生回顾心理干预实施最后阶段的有形成果，更是留给子女的一份精神遗产。作为人生经历总结的产物，人生回顾产物的意义在于可以帮助患者对自己的人生进行纵向、全面欣赏与剖析，同时可以与家人分享人生经历，传递心声与人生感悟，也可作为患者留给家人的纪念品。

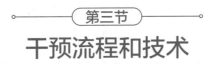

干预流程和技术

一、单元与涵盖主题

晚期癌症患者的人生回顾心理干预方案包含三单元的倒叙式人生回顾访谈和制作人生回顾手册（表7-1）。第一单元回顾晚期癌症患者的癌症经历，主要围绕患者从癌症确诊到当下的生活经历，涉及疾病、家庭、社会支持、死亡、命运、宗教信仰等主题。第二单元回顾患者的成年生活，涵盖患者自18岁至癌症确诊前的生活经历，涉及工作、性、家庭、待人处事、艰难等主题。最后一个单元回顾未成年生活，即患者18岁以前的儿童青少年时期的成长经历。本单元主要围绕学习、家庭、人际关系、做工、悲伤、害怕等相关主题进行人生经历回顾。

表 7-1　晚期癌症患者人生回顾心理干预

单元	人生阶段	主题
癌症经历	现阶段（癌症确诊至现在）	疾病、家庭、社会支持、死亡、命运、宗教信仰
成年生活	成年时期（18岁至癌症确诊）	工作、性、家庭、待人处事、艰难
未成年生活	儿童青少年时期（18岁以前）	学习、家庭、人际关系、做工、悲伤、害怕

二、干预流程

（一）干预准备

在正式开始人生回顾心理干预前，引导者要事先安排一次与癌症患者的会面，向其说明人生回顾心理干预活动的目的、内容和注意事项等，还可进一步向其简要介绍访谈提纲涉及的问题和内容，并与其共同讨论活动的时间安排。此外，为了制作符合患者喜好的人生回顾手册，引导者会与患者探讨人生回顾手册的名字、内容以及形式等，鼓励患者在接下来的时间里可以收集一些自己的喜欢的照片、图画等作为人生回顾手册的素材。

（二）具体实施过程

1. 第一单元——癌症经历　在正式开展人生回顾访谈前，引导者要与晚期癌症患者建立信任的治疗性关系，事先了解患者的疾病特征、病情、治疗与护理等，有助于人生回顾访谈的顺利开展。作为晚期癌症患者人生回顾心理干预活动的第一单元，本单元选择从癌症经历入手。对癌症患者而言，当下最关注的是与自身疾病相关的内容。因此，选择从现阶段入手容易让患者感受到活动本身与其经历的关联性。人生回顾引导者会借助访谈提纲鼓励患者谈谈他们的癌症经历与感受，如"请您谈谈您的疾病"，引导者则认真倾听其讲述，通过使用共情、无条件接受等相关访谈技巧，帮助患者表达自己对癌症经历的真实感受。在此过程中，引导者要注意引导患者在自己的癌症经历中找到有意义的一部分。当访谈死亡这个主题时，引导者以开放性问题促进患者谈论生死主题，如"您是如何看待生老病死的？"也鼓励患者表达他们对家人的情感，并做好记录，如"生病后您对家人有什么担心、希望、祝福？"在本单元临近结束时，引导者要对本次患者谈到的癌症经历作简要总结，并重申这份经历带给他们的积极一面，并以愉快的事件作为本次活动的结尾。此外，为了人生回顾手册的制作，引导者再次与患者确认，希望将本单元中的哪些内容作为手册的素材，并请患者收集与本单元有关的图片、照片等用于制作人生回顾手册。最后，提前告诉患者下一单元的访谈主题与访谈提纲，鼓励患者利用人生回顾访谈间歇期自行相关主题的经历回顾，并把最想与引导者分享的主题、经历等简要记录下来。

2. 第二单元——成年生活　第二单元主要围绕癌症患者的成年生活展开。在开展第二单元的人生回顾访谈前，引导者要与患者确认其对第一单元的访谈是否有补充、修正、澄清，并再次确认第一单元人生回顾手册的内容与素材。接下来，与第一单元相似的，引导者主要通过认真倾听，借助访谈提纲上的引导性问题帮助患者唤起过去的相关记忆。在本单元，很重要的一点是，引导者要引导患者去评价和整合成年阶段的人生经历。如"您在家庭方面的主要成就是什么？""您觉得您的婚姻怎么样？"对于一些积极的经历，引导者要促进患者再次体验过去的美好时刻，并强化他们的贡献和成就。而对于一些消极的经历，引导者需要耐心地引导患者释放、接受或者重新审视并赋予这些事件新的意义。在本单元结束时，引导者对患者成年时期的主要事件进行总结并反馈给患者。同时，应当重点突出成年时期的主要作为与贡献，让他们再次看到自己的价值、意义和成就等。最后，向患者确认本单元的人生回顾手册素材，并布置下一单元访谈的家庭作业。

3. 第三单元——未成年生活　第三单元主要围绕癌症患者的未成年时期生活展开。进入第三单元的访谈时，往往患者与引导者已建立了良好的治疗性关系，患者可能视引导者为心灵朋友，结束这种关系对有些患者可能有些不舍，故应在第二单元结果时就要事先提醒患者人生回顾干预的结束时间。在本次访谈初始，还要告诉患者这是人生回顾访谈的最后一个单元，以便患者做好结束访谈、结束与引导者关系的心理准备。接下来，引导者借助访谈提纲上的引导性问题，如"您上过学吗？上学对您生活有哪些意义？""小时候，家庭成员对您怎么样？"等来帮助患者回忆未成年时期的生活。同样地，在这个过程中，引导者通过访谈技巧，帮助患者对该阶段的生活经历进行回忆、评价并整合。最后，向患者确认本单元的人生回顾手册制作素材。告知患者在本单元结束后，引导者以患者人生各阶段经历为素材，以其喜欢的照片与图片做修饰，制作患者个人人生回顾手册，赠予患者并与其共同欣赏人生回顾手册，再次总结与整合人生经历。

三、干预注意事项

（一）选择适宜的回顾者

考虑到我国大多数家属在得知家人患有癌症时，往往采取保护性医疗措施，所以相当一部分癌症患者并不知道自己的疾病诊断与预后。因此，在邀请癌症患者参与人生回顾心理干预之前，应当确定患者是否知晓自己的病情。再者，人生回顾需要患者去回顾、评价和整合人生经历，病情严重的患者可能无法配合完成干预的全部内容。开展人生回顾时，建议选择身体状况能够承受的患者，例如卡氏功能状态评分（Karnofsky Performance Status，KPS）大于 40 分。

（二）干预前准备

若人生回顾的对象是居家癌症晚期患者，每次入户人生回顾访谈前，应当确保访谈环境的舒适性、安全性，以利于干预的顺利进行。同时，考虑到癌症患者存在如疼痛、体力低下等情况，建议在每个单元开始时要确认患者的躯体症状已经得到良好控制才可以开始干预。

（三）访谈要涵盖一生经历

在访谈中应灵活运用人生回顾指南，无需严格按照顺序逐一提问每个引导性问题；相反，要根据患者的故事展开，保持访谈的连贯性。允许患者跨人生阶段讲述故事，但讲完后应回到当前的访谈模块，最重要的是人生回顾干预应涉及整个人生经历的回顾。

（四）敏感话题的应对

在人生回顾心理干预过程中，有些主题，如死亡、艰难等，对部分患者而言可能比较敏感，而且可能引起患者不愉快的情绪。针对这些话题，应当循序渐进，根据其反应及回顾的经历，结合他们的接受程度，选择合适的时机讨论。切忌直奔主题，不给患者预留一定准备时间或缓冲机会。但当患者主动提及死亡话题时，不管在哪个访谈单元模块，均要首先引导该主题的深入谈话，了解患者对死亡的看法、接受度和死亡价值的认识，以便将其整合到人生经历中。

（五）应对患者的医疗服务需求

在人生回顾心理干预过程，有些患者常常会询问引导者关于癌症相关的医疗、护理问题，如管理癌性疼痛、处理便秘、营养支持等。在研究过程中，引导者显然不适合直接作答，否则干预效果就不仅仅是人生回顾干预所起的作用，也可能是附加的这些信息支持带来的效果，或是两者相互作用的效果。但遵循科研伦理又必须协助其获得这些服务，如转介给相应的医务人员进行咨询，在这种情况下引导者要记录患者因其转介而获得的服务类型与次数，并在研究的结果中加以分析与讨论，使得研究结果更客观。

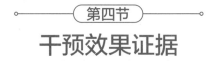

第四节

干预效果证据

随着人生回顾心理干预的推广应用，越来越多的学者对癌症患者人生回顾心理干预的应用表现出浓厚兴趣，并开展了大量的实证研究。现有研究为人生回顾心理干预措施在癌症患者人群中的作用效果提供了有力的证据支持。

一、人生回顾心理干预有效改善癌症患者抑郁症状

抑郁是一种以持续心境低落为特征的情绪障碍。大量研究表明，抑郁的发生与个体遭遇重大负性事件有关。癌症患者由于癌症的诊断、药物的不良反应、治疗后复发等而陷入抑郁状态。研究表明，抑郁是癌症患者最普遍出现的负性情绪，会加重药物的不良反应，降低患者的生活质量，甚至让患者产生自杀的意念。

人生回顾心理干预改善晚期癌症患者抑郁症状的效果得到大量的研究证实。一项关于人生回顾心理干预对生命威胁性疾病（包含癌症）患者心理、精神健康效果的 Meta 分析，纳入 5 项随机对照试验和 2 项临床对照试验（质量等级均为中等）共 283 名癌症患者进行整合。研究结果显示，相较于对照组，人生回顾心理干预组的癌症患者在干预后，抑郁症状得到显著改善。一些系统综述对纳入 7 篇高质量等级的随机对照试验共 320 名癌症患者进行质性整合，结果显示人生回顾心理干预能显著改善癌症患者抑郁症状。晚期癌症患者具有特殊的心理和社会需求，人生回顾心理干预为癌症患者提供负性情绪宣泄的途径和重整的机会。通过倾诉，患者将压抑在内心深处的挫折和不幸表达出来，使得内心积聚的负性情感得以释放，从而减轻了抑郁情绪。此外，通过帮助患者回顾人生各个阶段的经历，使患者从正面的经历中获得对人生的满足感与自我肯定；而负面经历尤其是未解决的冲突、悲伤，患者通过重新审视、解读，甚至赋予负面经历新的意义，促进其解决过去的矛盾与冲突，并对自己的人生进行整合，从而达到内心安宁与舒适，减轻患者的抑郁症状。

二、人生回顾心理干预有效改善癌症患者焦虑症状

焦虑是指个体处于紧张不安并伴有恐惧、不愉快的情感状态，常表现出持续性精神紧张（如紧张、担忧、注意力不集中、缺乏安全感等）或行为异常（如运动性不安、言语异常等），同时伴有心悸、胸闷、气促、心率和呼吸变快或不规则、血压增高、手脚出汗、口干、尿频、睡眠障碍等一系列自主神经不平衡症状。大量研究证实癌症患者因癌症诊断、药物的不良反应、治疗效果的不确定等较普通患者更易出现焦虑情绪。焦虑情绪不但会导致癌症患者失眠、食欲下降、活动减少，还会使得患者免疫力下降，从而加重药物毒副作用，影响患者生活质量，缩短生存期。

一项系统综述对纳入 2 项随机对照试验共 103 名癌症患者进行整合，结果显示相较于对照组，人生回顾心理干预组的癌症患者在干预后焦虑症状得到显著改善。另一项系统综述对纳入 3 篇高质量等级的随机对照试验，共 191 名癌症患者进行质性整合，结果显示人生回顾心理干预能显著改善癌症患者焦虑症状。林海玉等人的研究结果表明，通过人生回顾心理干预，癌症终末期患者焦虑好转率较常规干预组明显提高；学者 Ahn 等人针对晚期癌症患者实施为期一周的人生回顾心理干预，结果表明，人生回顾能够有效改善患者的焦虑症状。人生回顾引导并协助患者关注死亡、思考死亡、接纳死亡，从而降低患者的焦虑情绪。此外，人生回顾心理干预以时间为主线帮助患者对人生进行梳理的同时，也调整了过分关注未来的患者着眼的时间点，将患者的注意力从对未来的忧心忡忡调整为对过去快乐的回忆，从而促进患者更好地把握当下的时光，减轻焦虑情绪。

三、人生回顾心理干预提高癌症患者的生存质量

生存质量是对个体生理、心理、精神、社会等四方面的综合评价。如何提高晚期癌症患者生命质量是安宁疗护关注的热点。一项系统综述纳入 5 篇随机对照试验 271 名癌症患者，Meta 分析结果指出，相较于对照组，在接受人生回顾心理干预后，癌症患者的生存质量得以有效提升。一项探讨人生回顾在晚期患者中应用效果的系统综述中，有 6 项原始研究探讨该措施对晚期患者生存质量的影响，Meta 分析结果显示，人生回顾心理干预措施能够显著提高晚期患者生存质量。另一项系统综述纳入 6 项原始研究共 435 名癌症患者，质性整合结果也显示，癌症患者的生存质量在干预后均得到明显提升。近期，学者们开展了一项探讨人生回顾心理干预在改善晚期患者生存质量的系统综述。该研究针对晚期癌症患者，并最终纳入 6 项原始研究，同样得出该措施可以提高晚期癌症患者生存质量的结论。笔者所在研究团队构建的中国本土化晚期癌症患者人生回顾心理干预，采取随机对照试验的方法，将 80 例晚期癌症患者随机分为试验组和对照组，试验组给予 3 周的"一对一"的人生回顾干预，每周 1 次，每次 30～60min，对照组给予常规护理，研究结果显示，中国本土化晚期癌症患者人生回顾心理干预能明显改善患者的生存质量。该心理干预技术可以使癌症患者通过系统性地整合自己的人生经历，进而形成积极的人生态度，以平静的态度接受当前的状态，积极地面对死亡，最终提高患者的生命质量。

四、人生回顾心理干预有效提高癌症患者自尊

自尊是个体对自己的整体评价，是个体心理健康状况的重要评价指标。自尊水平表明个体在多大程度上相信自己是有能力的、重要的、成功的和有价值的。晚期癌症患者由于治疗、药物产生的身体改变、负担感、病耻感等容易出现低自尊。目前，关于人生回顾心理干预在改善癌症患者自尊方面的研究并不多见。但现有研究结果均表明，人生回顾心理干预措施能够有效提高癌症患者的自尊水平。Zhang 等人的系统综述对纳入 3 项原始研究共 196 名癌症患者进行质性整合，结果显示接受人生回顾心理干预的癌症患者在干预后自尊水平明显提高；相反地，对照组癌症患者甚至出现自尊水平下降的情况。王迎春和徐耀荣的研究表明，进行人生回顾心理干预后，实验组患者的自尊总分、行为自尊、社会自尊及外表自尊评分均较对照组明显提高。在患者回顾的过程中，引导者全身心倾听、无条件关注并及时恰如其分地对患者真诚地赞扬和欣赏，使得患者被尊重的心理得以满足。另外，人生回顾相册记录患者重要的人生事件及感悟。当患者看到相册里看似平凡的自己其实也为家庭、社会做出很多贡献，成就感和自豪感油然而生。因此，人生回顾产物能够帮助患者对自我概念的重新建构，正确认识自己，进行积极自我评价，更深层次满足晚期癌症患者的精神需求，从而提高患者的自尊水平。

五、人生回顾心理干预提高癌症患者生命意义感

生命意义感是个体以自己的认知为目标与行为的选择赋予意义，包括目的感、自我价值感和成就感。在面临疾病的痛苦和死亡的威胁时，发现生命意义有助于癌症患者寻找生活的使命及存在的理由，从而减轻绝望感。有学者做了一系列相关研究，研究结果表明人生回顾心理干预有助于提升癌症患者的生命意义感。我国学者针对晚期癌症患者开展生命意义干预研究，指出人生回顾心理干预是晚期癌症患者发现生命意义的重要途径，能增强其苦难承受的能力。可见，生命意义的提升是癌症患者迫切需要的精神食粮，人生回顾可通过重新整合过去的生命经验，促发和增强患者本身的内在力量，达到诠释和发现生命意义的目的。

六、人生回顾心理干预提高癌症患者希望水平

希望是主宰生活的一种内在无形力量。对于晚期癌症患者而言，拥有希望是促进患

者克服疾病带来的生理痛苦、心理应激的内在动力。一项系统综述对纳入 4 项探讨人生回顾心理干预 268 名癌症患者希望水平的研究进行质性整合，结果表明人生回顾心理干预能够提升癌症患者的希望水平。通过人生回顾心理干预，癌症患者能够重新审视自己的过去，接纳自我，接纳现实的状态；同时感受到自己对他人的重要性和责任感，重新找回曾经的爱好和兴趣，维持良好的人际关系。此外，帮助患者意识到，在面对疾病、面对消极生活的同时，也能关注生活的积极方面，激发其克服疾病带来的生理痛苦的动力，采取平和的心态面对现实和未来，从而提高希望水平。

七、人生回顾心理干预改善癌症患者其他心理健康的效果

当前文献除探讨人生回顾心理干预对癌症患者上述常见指标的效果外，也对其他一些指标表现出一定的兴趣，例如精神健康、心理痛苦等。精神是个体寻求并表达人生意义和目的的方式，以及他们体验自身与当下、自我、他人、自然和信念之间联系的方式。精神需求被认为是生命终末期患者最迫切的需求，需要关注和及时干预。一项系统综述中有 4 项原始研究探讨人生回顾心理干预对提高晚期患者精神健康的效果，Meta 分析结果显示，在干预后晚期患者的精神健康中的意义维度得以显著提升。学者 Kwan 等整合了相关研究，表明人生回顾心理干预能够有效促进临终患者的精神健康。陈淑桦等人的研究探讨人生回顾心理干预对提高癌症患者自我超越、精神安适的效果，研究结果显示，人生回顾心理干预能够改善癌症患者自我超越和精神安适水平。因此，有学者提出，人生回顾心理干预可看作促进精神健康的独立干预方法，且较符合我国癌症患者的需求。

此外，有学者探讨人生回顾心理干预对改善心理痛苦的影响。心理痛苦被广泛地定义为多因子的、不愉快的情感体验心理，如认知、行为、情感，社会和 / 或精神本质可能会干扰有效应对癌症的能力，也被称为癌症第六生命体征。癌症患者的心理痛苦随着患病时间及疾病进展发生变化，表现为正常的情感脆弱、悲伤和恐惧，逐渐导致抑郁、焦虑、恐慌、社会孤立、生存危机和精神危机。目前针对癌症患者心理痛苦的研究相对较少，一项系统综述纳入 4 项原始研究探讨人生回顾心理干预对改善晚期患者心理痛苦的效果，Meta 分析结果显示，人生回顾心理干预有助于减轻癌症患者的心理痛苦水平，帮助晚期癌症患者整合过去未解决的问题，肯定过往积极的经历，帮助患者正确看待生与死，找到生命的意义和价值。

服务拓展

　　中国本土化晚期癌症患者的人生回顾心理干预方案具有多重优势。首先，增加了儒家成长思想作为理论指导，文化适应性良好。其次，增加了癌症相关主题，提高了该措施的针对性及与患者的关联性。再者，制作人生回顾手册能够帮助患者欣赏自己的一生，并与他人分享人生经历，向家人传递心声与人生感悟或作为留给家人的纪念品。最后，选择当下生活入手而非童年时期开始回顾人生经历，可以使患者即刻感受到该措施与自己的相关性。在临床实践中需要注意以下几点：

一、注意观察患者的情绪

　　人生回顾心理干预旨在帮助患者整合一生中积极和消极的经历，以达到可接受、有意义的整体，但它不是一项治疗手段，存在一定的局限性。在实践中，要注意观察癌症患者对其负面经历的评价，有些患者比较消极，在接受人生回顾心理干预活动时重新经历了负性事件，但未能赋予新的意义。这类患者往往对所有事物持负面态度，对其所有的人生经历负面评价，若发现其在干预期间出现不愉快或负性情绪，要终止访谈或转介给专业的心理辅导。建议引导者在实际活动中要加强关注，及时识别患者的心理状态。

二、认识家属的双刃剑作用

　　关于晚期癌症患者在接受人生回顾心理干预活动时，是否让家属陪伴仍存在一定的争论。虽然有研究指出在访谈过程中有家人的陪伴有助于患者与家人共同探讨善终问题。但是，在实践中发现，家属的陪伴也可能会阻碍患者自由地分享过去生活经历。因为家人的在场，在谈论一些相关事件时，他们需要考虑到家人的感受，所以，他们可能不会完全暴露自己的过去和内心的真实想法。因此，建议根据患者与家庭照顾的亲密关系和患者个人的意愿，决定是否邀请照顾者共同参与患者的个人人生回顾活动。

三、重视患者躯体症状的管理

根据马斯洛需求层次理论，当个体生理需要得到满足后，其他层次的需求才变得更加突出。当晚期癌症患者遭受各种躯体症状不适，若没能得到有效处理与控制，他们很可能没有参加人生回顾心理干预的需求，也更不可能配合引导者完成人生每个阶段重要事件的回顾。因此，在实施心理干预前，要评估患者的身体状况，及时缓解患者的身体不适。

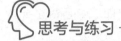 思考与练习

1 请以思维导图的形式，描述人生回顾产物对回顾者、家属及引导者分别起到何种作用？

2 请以自己的人生经历为素材，尝试设计一份声图文并茂的人生回顾产物。

3 作为一名人生回顾引导者，在本章章首对乳腺癌患者李女士进行疾病单元的人生回顾访谈中，除了本书中提到的人生回顾辅助工具外，您还可借助哪些工具促进与李女士的沟通？

（肖惠敏）

第八章 癌症患者思维导图式人生回顾

"往事一幕幕，如同电影一般，不时地在我的脑海里浮现。我的人生有太多的遗憾和悔恨。这其中，我亏欠我母亲最多。我的母亲含辛茹苦、独自将我抚养成人，我却不曾让她享福一天，就连她生病都没陪她找医生看过。那是1998年，我在部队服兵役。母亲为了不让我担心，隐瞒了她已患肺癌（晚期）的事。等我退伍回到家中，只陪伴了我母亲半个多月，她就走了。每每想到这里，我的内心都会充满悔恨。我想，如果我那时能早点儿回来，我母亲肯定还能多活好几年！都怪我，我觉得我是世界上最不孝的儿子。"（哭泣）

——晚期直肠癌患者林先生

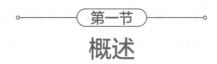

概述

一、思维导图定义

思维导图是一种有效地将思维过程视觉化的方法。它采用图文并茂的方式表现、组织、阐述相关内容，使原本模糊、无序的内容转变为有条理的内容和清晰的图形。它能够提高人们的逻辑能力，提高工作效率，是一种强大的思维工具。

二、思维导图在护理领域的应用

近年来，思维导图被引入护理领域，包括护理教育、护理管理、健康教育等。在护理教育领域，思维导图用于基础护理学、内科护理学、中医护理学等专业课程的学习，通过改变教材中知识的排列结构，以线条、符号、关键词等层级的形式，便于学生理解和掌握相关知识的内在关系，促进新知识的学习。在临床护理实践中，护理人员通过思维导图培养发散性思维，提高发现问题、处理问题的临床实践能力，从而提升护理质量。此外，思维导图还应用于患者的健康教育，促进护患之间的沟通。有学者应用思维导图对中青年心肌梗死患者进行健康教育，结果发现通过思维导图对流水账式的信息进行归类、梳理和压缩，保留关键词语，能增进患者理解和记忆，促进护士熟练掌握教育内容，使教育的效果更加可靠。还有的学者将思维导图应用于抑郁障碍患者中，与患者共同绘制、分享思维导图，用图投射患者的心理象征，用红色等暖色表示积极的部分，用黑色及深蓝色表示消极的部分。研究证实，思维导图能用直观形象的图示描绘治疗的蓝图，帮助患者克服对自身状况摸不着边际而产生的焦虑不安，启发双方用大局观、系统观来寻找资源并解决问题。

三、人生回顾心理干预临床实践面临的挑战

人生回顾是一种通过回顾、评价及整合一生的经历，使人生历程中一些未被解决的矛盾得以剖析、重整，从而发现新的生命意义的心理、精神干预措施。近年来，国内外以癌症患者为研究对象的人生回顾心理干预日益增多。然而，传统的人生回顾心理干预方案存在以下不足：

1. **回顾者回忆困难**　在人生经历回顾过程中，回顾者对儿童、青少年时期的记忆相对模糊，容易出现思路中断、思维混乱，在主题间不断跳跃等回忆困难问题。

2. **引导者引导困难**　引导者促进回顾者进行负性事件评价与整合面临挑战，容易出现对回顾者的人生事件记忆混乱、总结困难以及对负性事件疏导能力不足。

3. **人生回顾引导的形式单一**　多数研究单纯采用引导性问题进行引导，容易导致患者疲乏、分心，失去参加人生回顾活动的兴趣。

4. **人生回顾的有形产物载体单一**　仅为纸质相册，存在易丢失、不便携带和长久保存等缺点。

因此，有必要引入一种既有利于梳理回顾者人生经历，又有助于引导者引导与总结的工具，以促进人生回顾活动的顺利开展。

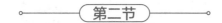

思维导图式人生回顾心理干预方案的建立

以埃里克森心理社会发展理论为基础，结合文献研究与课题组前期研究中回顾者与引导者对人生回顾干预方案的反馈，引入革命性思维工具——思维导图作为引导人生回顾访谈的工具，构建了思维导图式人生回顾心理干预方案。

一、构建方法

首先用"life review"为自由词在 PubMed、Embase、CENTRAL、CINAHL、PsycINFO、中国知网、万方数据等数据库检索相关文献。针对纳入文献中的人生回顾方案进行编码、归类后提炼，分为作者、年份、研究对象、干预者、干预形式、单元数、干预周期、频率、每次干预时长、干预地点、引导方式、有形产物 12 个方面信息进行内容分析。其次，本研究团队前期收集人生回顾参与者参与人生回顾的真实感受，作为构建方案的参考。此外，研究者还收集了人生回顾干预者的经验以及他们在实践过程中遇到的困难。通过对人生回顾实践双方的意见、建议的汇总（表 8-1），拟订可能的解决方案，为构建思维导图式人生回顾心理干预提供指导。

表 8-1　回顾者与干预者反馈汇总

项目编号	问题来源	存在的问题 / 建议	原因	拟解决方案
1	老年人	"小时候的事情忘得差不多了，不知从何开始说起？"	记忆模糊	增加记忆刺激物
2	老年人	"说着说着就不知道说到哪儿了，该往哪儿里说？"	思路混乱	增加思维工具
3	老年人	"把我的故事写下来。"	希望留下有形产物	增加有形产物
4	老年人	"你问我就答。"	仅以问题为引导	增加引导方式
5	癌症患者	失访率较高	持续周期较长	缩短干预周期
6	癌症患者	对死亡主题较敏感	文化环境	进行文化调试
7	癌症患者	纸质相册不便与别人分享	纸质材料共享性差	改为电子相册

项目编号	问题来源	存在的问题/建议	原因	拟解决方案
8	干预者	部分患者在刚开始时缄默不语，较难进入状态	患者不知从何说起	增加记忆刺激物或思维工具
9	干预者	干预例数多时，易混淆研究对象间的经历，因此在每次干预前需回放录音，耗费大量的时间与精力	短时记忆容量的有限性	增加记忆工具
10	干预者	有时对研究对象经历总结比较混乱	思路不够清晰	增加思维工具
11	干预者	有时对负性事件的疏导能力不足	思维局限，干预者本身未掌握多视角看问题的方法	增加思维工具

二、思维导图式人生回顾心理干预要素

（一）干预形式

首先，团体人生回顾心理干预缺乏隐私性，不利于患者自由吐露内心真实的想法，尤其是涉及敏感性主题的回顾时，患者在团体氛围中访谈难免有所取舍，可能导致患者重要人生经历没能进行评价与整合。其次，在团体人生回顾活动中，无法保证在场的每个人都积极参与人生回顾访谈，尤其是回避型回顾者，很可能成为听众，而不是访谈的主体。同样地，悲观型回顾者由于团体人生回顾的时间局限，而无法引导其对负面事件赋予新的意义。再者，癌症患者由于治疗、疼痛、疲劳等原因很难集中参加团体人生回顾心理干预。因此，建议癌症患者人生回顾采用一对一的形式。

（二）干预单元数及回顾顺序

关于癌症患者人生回顾干预最佳单元数的循证证据尚无定论。目前，针对癌症患者的人生回顾干预单元数为 2～4。不同研究各单元设置的内容也不尽相同。部分研究将儿童、青少年时期独立为两单元，部分研究将这两个时期经历整合成未成年时期作为一单元。本研究团队前期关于老年人人生回顾的心理干预研究发现由于儿童青少年时期记

忆遥远，回顾者往往分不清楚哪些是儿童经历，哪些是青少年经历。大部分回顾者在童年时期回顾的内容其实已经包括了青少年时期经历，待到回顾青少年时期单元时，部分回顾者则会出现缺少话题、缄默不语等尴尬的现象，使得人生回顾体验感欠佳。因此，思维导图式人生回顾方案将儿童、青少年时期合并为一个单元，即未成年时期。

关于癌症经历的回顾，有些研究不设立单独单元，而另一些研究则将其作为独立单元进行回顾。本研究团队前期关于癌症患者人生回顾的研究表明，将癌症阶段作为一个独立模块进行访谈，能探索癌症患者当前正在遭受疾病的感受，有利于人生回顾的顺利开展。因此，建议将癌症阶段的经历独立为一单元进行回顾。

在总结整合单元的设置方面，部分研究不设立总结整合单元，而另一些研究将总结整合独立为一单元。学者 Haight 指出，在人生回顾中，总结、整合对回顾者成功解决人生最后阶段的心理社会危机具有十分重要的作用。思维导图式人生回顾方案中，引导者为患者制作人生经历视频以总结一生的经历，患者可以通过观看自己的视频进一步进行人生经历的整合。

在人生经历回顾顺序上，大部分研究采用顺序回顾，小部分研究采用倒序回顾。两者各有利弊：顺序回顾符合个体的成长经历，有利于研究对象清晰地梳理人生；倒序回顾以目前患者最关注的疾病经历为起点，有利于人生回顾的开展。考虑到本方案新增观看植物生长特点和四季循环的视频环节，为匹配所播放视频的内容，更好地启发患者思考，采用了顺序回顾法。综上所述，本方案采用顺序式人生回顾，包括未成年时期、成年时期、疾病时期和整合单元。

（三）干预的周期、频率及每次干预时长

目前，关于最佳干预周期、频率及每次干预时长的循证证据尚缺乏。文献研究显示，针对癌症患者的人生回顾干预周期为 5d 至 6 周。学者 Ando 指出癌症患者的体能可能会在短期内迅速下降，长干预周期会导致失访率升高。因此，学者 Ando 认为短期人生回顾（1 周或 2 周）更适合癌症患者。还有学者进行了为期 5d 或 7d 的人生回顾。但周期缩短就意味着频率增加。以本方案采用的 4 个单元数计算，若要在 5d 或 7d 内完成人生回顾则平均 1.25d 或 1.75d 就需要完成一次。有学者指出干预频率过高可能会引起患者负性的心理反应，且过高的干预频率有可能导致患者没有充足的时间消化回顾内容而影响干预效果。综合考虑，本方案选择的干预周期为 2 周，频率为一周 2 次，干预时长为 45 ~ 60min。

（四）干预的引导方式

1. 思维导图 思维导图作为重要的引导方式之一，可以弥补传统人生回顾的缺陷。首先，思维导图的结构化思考特点有利于患者在回顾过程中理清思路，减少患者在主题间过于频繁的跳跃；其次，思维导图有利于总结的特点恰好能解决引导者遇到的总结困难问题，同时它促进记忆的功能又有利于引导者记忆患者的人生事件，避免反复回放录音造成大量时间和精力的耗费；再者，思维导图的思考模式和五步决策模型都有利于对负性事件的疏导，它不但能引导患者从多角度思考问题，还能帮助患者正确评价负性事件，并对负性事件的看法作出最后的决策，如放下、接受或赋予积极意义。

2. 回忆图册 患者对儿童、青少年时期的记忆相对模糊，可能导致患者在回顾该时期经历时出现"缄默不语"的现象。有研究表明，应用小道具刺激五官（例如看照片、摸旧物、闻气味等）能够激发回顾者的回忆。但旧物不易获取且不方便携带，而每个人对曾经熟悉的气味敏感度相差甚远。因此，通过引导患者摸旧物、闻气味的方式来激发患者回忆的可行性不高。旧照片相对而言较容易获取、方便携带，而且每个时代背景下的人都被时代赋予一些共同的回忆，这些回忆比较容易通过旧照片的形式展示出来。因此，本方案以中国特色的历史文化大事件为背景并结合各阶段的成长特点制作了三阶段的主题图册，包括未成年时期的《远方·童忆》、成年时期的《时光·回望》、疾病时期的《生病以来》。

3. 引导性视频 在中国传统文化背景下，癌症患者尤其忌讳谈及死亡。但对死亡的讨论是人生回顾的重要组成部分。因此，如何让患者自然地谈及死亡而不感到突兀和不适是引导者面临的挑战之一。中国民间素有"人生一世，草木一秋"的说法，在源远流长的农耕文化里，应时、取宜、守则、和谐的理念已深入人心。应时的理念使人们对四时保持着高度的敏感性。春生、夏长、秋收、冬藏是农耕文化下的中国劳动人民对四时规律的总结。这种四时的规律不但体现在《黄帝内经》等国学典籍所阐述的人与自然关系的基本思想，也蕴含于中国宗教文化和古典人生哲学里所阐述的生死观。以庄子为代表的道家认为：人的生死如同飘风落雨一般，是大自然千变万化的一种；从"生"至"死"和从"死"至"生"的过程，恰似四季运行，是自然的变化。在我国，自然界的春夏秋冬被寓意为人类生命的循环、人生的起承转合，草木的荣枯现象与人类的成长和死亡意识相对应的观念由来已久且广为流传。因此，将四时的基本元素——四季循环和草木荣枯融入人生回顾心理干预方案中，作为讨论死亡等敏感话题的自然触发物，启发患者更深层次地去思考生命的意义，认识并接纳合乎自然的人生规律。受时间、空间和条件限制，通过引导患者实地感受大自然来触发的方式是不可行的；又考虑到纯文字描述的苍白和图片无法很好地展示动态过程，因此采用视频的形式来触发和启迪患者对生命和死亡的深层次思考。本方案选取三个视频，包括《植物生命的脉动》《冰雪融化》《四季循环》。《植物生命的脉动》记录了一颗种子破土而出、舒展、成长的过程，这个过程恰似人类从呱呱坠地到成长为青少年的阶段。《冰雪融化》记录了从冰天雪地的冬季逐渐到冰雪消融春季的全过程；山涧流水、春暖花开，隐喻了生命中困难的转折。《四季循环》播放了春夏秋冬四季的循环，从春江水暖、桃花盛开到夏日炎炎、映日荷花到秋的丰收、冬日的静谧，容易让人联想起生命合乎自然的循环。《植物生命的脉动》和《冰雪融化》来源于互联网公开视频，《四季循环》为本研究团队在图片的基础上制作而成。

4. 引导性问题　多数研究的引导性问题直接引用 Haight 人生回顾体验表中的 63 个引导性问题。但这些引导性问题起源于老年人群，不适合直接应用于癌症患者。学者 Ando 的研究指出不同国家和不同文化背景下的癌症患者的关注点不同。因此需要对引导性问题进行本土化。本研究团队前期在开展晚期癌症患者人生回顾的研究时，结合儒家关于成长发展的思想、质性研究结果和相关文献选定了主题并设置相应的引导性问题，取得了良好的效果。因此，本方案沿用前期研究中本土化的引导性问题。

5. 干预最终产物　根据回顾者的反馈，有形产物是参加人生回顾活动的收获之一。多数研究仅提供纯文字的录音转录文本作为有形产物，其形式比较单一；有研究给予回顾者有形产物为图片加文字的相册，但纸质相册存在着不利于长久保存、不方便远程分享等缺点。因此，本方案以制作电子相册作为人生回顾的有形产物。电子相册的内容包括患者基本信息如姓名、出生地、出生日期等以及患者人生各个阶段的重要事迹。视频以第一人称描述患者的经历、体悟及成长过程等；同时配以患者喜欢的照片或与主题相关的其他图片；并将患者喜爱的歌曲、戏曲等作为背景音乐。

三、思维导图式人生回顾心理干预方案初稿

思维导图式人生回顾心理干预包括顺序式人生回顾访谈和制作电子相册作为人生回顾的有形产物两大环节。人生回顾访谈包括未成年时期、成年时期、癌症经历、总结与整合四个单元。引导者借助主题图册、思维导图、引导性问题及视频来引导患者回顾人生各个阶段的经历，促进患者肯定正性人生事件；指导患者应用思维导图对负性事件梳理、剖析并进行多角度思考与评价，以便患者放下、接受、和解或赋予负性事件新的意义，从而达到自我整合，完成人生最后阶段的任务（表 8-2）。

表 8-2　思维导图式人生回顾心理干预方案（初稿）

单元数	内容	引导形式
1	未成年时期经历（＜18岁） 《植物生命的脉动》（视频）	1. 主题图册＋思维导图＋引导性问题 2. 观看视频（3min）并询问患者感受
2	成年时期经历（≥18岁） 《冰雪融化》（视频）	1. 主题图册＋思维导图＋引导性问题 2. 观看视频（6min）并询问患者感受
3	癌症经历（从确诊到现在或更多） 《四季循环》（视频）	1. 主题图册＋思维导图＋引导性问题 2. 观看视频（4min）并讨论
4	总结与整合一生经历	1. 观看由引导者制作的电子相册 2. 对过去经历进行整合

四、思维导图式人生回顾心理干预方案修订

本研究团队遴选了8名熟悉人生回顾的专家，其中有2名从事安宁疗护研究的教授、2名临床心理学教授、1名肿瘤科医生、2名肿瘤科护理专家和1名社会工作者。邀请专家对思维导图式人生回顾心理干预的方式、单元数、干预周期、频率、时长、思维导图、主题图册、电子相册、引导性问题等与研究目的的相关程度进行评价并提出修改意见。本研究团队将咨询问卷以电子邮件的方式寄给专家，进行两轮专家函询，整理汇总专家意见进一步修订，并形成干预方案修订稿（表 8-3）。

表 8-3　思维导图式人生回顾方案（修订稿）

项目	内容
干预形式	一对一
单元数	4单元（未成年时期、成年时期、癌症时期、整合）
干预周期	2周
每次干预的时长	45～60min（根据具体情况灵活调整）
干预的频率	1周两次（根据具体情况灵活调整）

项目	内容
干预人员	接受过人生回顾和思维导图培训者
干预引导方式	思维导图（概括型 / 总结型、正性事件肯定型、负性事件疏导型）
	主题图册（设置个性化图片或照片）
	引导性问题
	引导视频（《植物生命的脉动》《冰雪融化》《四季循环》，视频时长均控制在 4min 以内）
干预产物	电子相册"我的一生"（由干预者制作，内容包括患者基本信息如姓名、出生地、出生日期等以及患者人生各个阶段的有意义的事情；视频以第一人称描述经历，体悟及成长过程等；同时配以患者自己喜欢的照片、主题相关的其他图片；并以喜爱的歌曲、戏曲等为背景音乐）

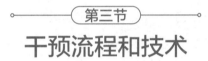

第三节

干预流程和技术

一、单元与涵盖主题

思维导图式人生回顾心理干预技术采用顺序式回顾法，引导患者回顾未成年时期、成年时期、疾病时期和人生整合四个单元的内容。第一单元通过观看植物生长特点的引导性视频，启发患者回顾从出生到 18 岁以前的经历（未成年时期），主题涵盖家人、朋友、老师、学习、劳动、食物、信仰、悲伤与害怕等。第二单元主要回顾 18 岁到疾病诊断前的经历（成年时期），围绕工作、婚姻、家庭、关系等主题展开。第三单元回顾患者生病以来的经历，包括疾病、与他人的关系、死亡、命运等主题。最后人生整合单元是对过去经历进行整合、总结与评价（表 8-4）。

表 8-4 思维导图式人生回顾心理干预单元与主题

单元	人生阶段	主题
1	未成年时期经历（18 岁以前）	家庭、学习、人际关系、信仰、劳动、悲伤、害怕等
2	成年时期经历（18 岁到疾病诊断前）	工作、家庭、性、关系、艰难等
3	癌症时期经历（疾病确诊至今）	疾病、家庭、社会支持、死亡、命运、信仰等
4	一生经历	总结、整合、评价等

二、干预流程

（一）干预准备

首先，引导者应当与患者建立充分的信任关系。在干预开始前，引导者通过电话或其他方式联系患者，约定干预的具体时间、地点并预先告知他们即将要回顾的内容。同时，引导者应准备好干预过程中需要的用物，包括干预前绘制的用于引导整个单元回顾的思维导图。引导者还应准备彩笔和纸，用于干预中绘制引导负性事件型思维导图。同时，根据回顾的主题、患者的特点准备图片、旧照片或请患者提供本人相关照片。再者，准备平板电脑或智能手机，用于展示主题图册或播放短视频。

（二）干预内容

思维导图式人生回顾心理干预方案包括未成年时期、成年时期、疾病时期和人生整合四个单元；每周干预两次，每次持续 45 ~ 60min，在 2 周内完成。每单元均包括回顾经历与观看视频两个环节。在回顾经历前，首先邀请患者浏览不同时期的主题图册（旧照片集）以激发患者记忆；采用思维导图及引导性问题引导患者进行回顾，在引导的过程中肯定正性事件并借助思维导图对负性事件进行多角度剖析；在经历回顾结束时，借助思维导图总结患者经历并询问患者是否需要补充和修订；组织患者观看视频以触发其自然而然地谈及一些敏感性问题，例如死亡、命运等；在第四单元时，干预者将精心制作的电子相册赠予患者，并引导患者总结人生经历（表 8-5）。

表 8-5　思维导图式人生回顾心理干预内容与形式

单元	内容	形式
1	未成年时期经历（＜ 18 岁） 《植物生命的脉动》（视频）	主题图册 1、思维导图 1、引导性问题进行引导；观看视频（3min）并询问患者感受
2	成年时期经历（≥ 18 岁） 《冰雪融化》（视频）	主题图册 2、思维导图 2、引导性问题进行引导；观看视频（6min）并询问患者感受
3	癌症经历（从确诊到现在） 《四季循环》（视频）	主题图册 3、思维导图 3、引导性问题进行引导；观看视频（4min）并讨论
4	一生经历	观看由干预者制作的电子相册；对过去经历进行整合

注：干预者借助主题图册、思维导图、引导性问题及视频来引导患者回顾人生各个阶段的经历，促进患者肯定正性人生事件；指导患者应用思维导图对负性事件梳理、剖析并进行多角度思考与评价，以便患者放下、接受、和解或赋予负性事件新的意义，从而达到自我整合，完成人生最后阶段的任务。

（三）具体实施过程

1. 第一单元——未成年时期　将未成年时期作为第一个回顾的单元，符合人的成长经历，有利于患者清晰地梳理人生。在访谈前，邀请患者浏览该时期的主题图册《远方·童忆》以激发患者记忆；随后通过综合性的问题，引导患者回顾印象最深刻的儿童、青少年时期的经历。根据患者的回答，借助思维导图工具，引导患者回顾家庭、学习、人际关系、信仰、劳动、悲伤、害怕等主题，在引导的过程中肯定正性事件，并借助思维导图对负性事件进行多角度剖析。借助思维导图总结患者经历并询问患者是否需要补充和修订；邀请患者观看植物生长特点的视频并谈谈自己的感受。最后，向患者征集旧照片，预约下一单元访谈的时间、地点，并告知下一单元成年时期的访谈主题（表 8-6）。

表 8-6　第一单元具体实施过程

第一单元：未成年时期
1. 在约定的时间抵达约定的地点，做好环境和物品的准备；必要时，协助患者进行相应的准备，如备好水、上洗手间等
2. 向患者解释，征得同意后进行录音
3. 陪同患者翻阅未成年时期的主题图册《远方·童忆》，必要时进行适当地讲解
4. 借助未成年期思维导图及引导性问题引导患者进行人生回顾。在引导的过程中肯定正性事件；借助思维导图对负性事件进行多角度剖析和决策（放下、接受或赋予负性事件积极的意义）

续表

第一单元：未成年时期
5. 借助思维导图总结患者未成年时期经历，并询问患者是否需要补充和修订
6. 观看视频《植物生命的脉动》并进行讨论
7. 患者征集旧照片，对下次访谈的时间、地点进行预约，并告知下一单元成年时期的访谈主题
8. 整理患者的访谈资料，及时绘制总结型思维导图，同时进一步完善负性事件引导型思维导图；准备第二单元"成年时期"的主题图册和思维导图

2. 第二单元——成年时期 第二单元的访谈内容为成年时期的经历，主要围绕成家立业、与他人的关系、成就与困境等主题展开。访谈前，借助事先绘制好的"未成年时期"概括型思维导图进行总结性回顾，对于未成年时期的负性事件再次用思维导图进行引导。随后，与患者共同浏览《时光·回望》主题图册，引导患者思考成年后发生的重要事情。根据患者的回答，借助思维导图及其他引导性问题如谈谈您的工作、家庭、婚姻等进行成年时期生活事件的回顾。借助思维导图总结患者经历并询问患者是否需要补充和修订。最后，邀请患者观看视频《冰雪融化》并谈谈自己的感受。本单元访谈结束之际，向患者征集旧照片，预约下一单元访谈的时间、地点，并告知下一单元疾病经历的访谈主题（表8-7）。

表8-7 第二单元实施过程

第二单元：成年时期
1. 在约定的时间抵达约定的地点，做好环境和物品的准备；必要时，协助患者进行相应的准备，如备好水、上洗手间等
2. 向患者解释，征得同意后进行录音
3. 采用事先绘制好的患者"未成年时期"的思维导图进行总结并邀请患者确认；针对未成年时期的负性事件再次用思维导图进行引导
4. 陪同患者翻阅成年时期的主题图册《时光·回望》，必要时进行适当地讲解
5. 借助成年期思维导图及引导性问题引导患者进行人生回顾。在引导的过程中肯定正性事件；借助思维导图对负性事件进行多角度剖析和决策（放下、接受或赋予负性事件积极的意义）
6. 借助思维导图总结患者成年时期经历，并询问患者是否需要补充和修订
7. 观看视频《冰雪融化》并进行讨论
8. 再次向患者征集旧照片，对下次访谈的时间、地点进行预约，并告知下一单元疾病时期回顾的内容
9. 整理患者的访谈资料，及时绘制总结型思维导图，同时进一步完善负性事件引导型思维导图；准备第三单元"疾病时期"的主题图册和思维导图

3. 第三单元——疾病时期　本单元回顾生病以来的经历，涉及疾病、家庭、社会支持、死亡等主题。访谈前，借助事先绘制好的"成年时期"概括型思维导图进行总结上一单元的访谈内容，并且澄清疑问。随后，与患者共同浏览《生病以来》主题图册，借助思维导图和引导性问题帮助患者回顾疾病的发生、发展过程及感受，以及生病以来与亲朋好友的关系，通过观看《四季循环》视频触发患者自然而然地谈及敏感性问题例如死亡、命运等。综合回顾之后，借助思维导图总结患者经历并询问患者是否需要补充和修订。本单元访谈结束之际，向患者征集旧照片，预约下一单元访谈的时间、地点，并告知下一单元人生整合访谈的主题（表 8-8）。

表 8-8　第三单元具体实施过程

第三单元：疾病时期
1. 在约定的时间抵达约定的地点，做好环境和物品的准备；必要时，协助患者进行相应的准备，如备好水、上洗手间等
2. 向患者解释，征得同意后进行录音
3. 采用事先绘制好的患者"成年时期"的思维导图进行总结并邀请患者确认；针对成年时期的负性事件再次用思维导图进行引导
4. 陪同患者翻阅疾病时期的主题图册《生病以来》，必要时进行适当地讲解
5. 借助疾病时期思维导图及引导性问题引导患者进行人生回顾。在引导的过程中肯定正性事件；借助思维导图对负性事件进行多角度剖析和决策（放下、接受或赋予负性事件积极的意义）
6. 借助思维导图总结患者疾病时期经历并询问患者是否需要补充和修订
7. 观看视频《四季循环》并进行讨论
8. 再次向患者征集旧照片，对下次访谈的时间、地点进行预约，并告知下一单元"人生整合"的回顾内容
9. 整理患者的访谈资料，及时绘制总结型思维导图，同时进一步完善负性事件引导型思维导图；准备第四单元"人生整合"的主题图册和思维导图

4. 第四单元——人生整合　本单元为人生回顾心理干预最后一个单元，根据前三个单元访谈的内容，引导者制作电子相册"光阴的故事"并引导患者总结人生经历。访谈前，引导者应用已绘制好的概括型思维导图对上一单元"疾病时期"进行小结并让患者确认。随后，通过观看为患者制作的电子相册，引导患者综合回顾人生各个阶段的经历，思考人生中最重要的东西，启发患者进一步理解、看待自然与生命的关系等，从而帮助患者进行整合（表 8-9）。

表 8-9　第四单元具体实施过程

第四单元：人生整合

1. 在约定的时间抵达约定的地点，做好环境的准备；必要时，协助患者进行相应的准备
2. 向患者解释，征得同意后进行录音
3. 应用已绘制好的思维导图对疾病时期的经历进行小结并让患者确认
4. 观看为患者制作的电子相册并询问患者的感受
5. 应用引导性问题引导患者对过去的经历进行总结与整合
6. 将视频以合适的方式送给患者，帮助其妥善存盘
7. 说明活动即将结束，对患者的参与表示感谢

三、干预注意事项

（一）干预地点

大多数癌症患者由于体能受限，不宜长时间户外活动或舟车劳顿，因此建议采用居家访视的形式。在征得患者同意后入户开展人生回顾活动。应保证实施过程中环境安静、舒适且有利于保护患者的隐私。此外，还应该充分考虑患者的风俗习惯、宗教信仰和个人意愿。

（二）干预时间

文献研究显示，针对癌症患者的人生回顾每次干预时长为 30min 至 2h。干预时长过短可能会出现重要事件遗漏或对重要事件的讨论浅尝辄止；干预时长过长，可能会导致患者疲劳、分心，甚至引发患者的不愉悦情绪。例如，癌症化疗患者通常会出现恶心、呕吐、疲劳等症状，每次干预时长以 45 ～ 60min 为宜。干预频率和干预时长可进行灵活调整。

（三）思维导图的正确使用

概括型思维导图以关键词和图片的形式概要了每个单元的主要引导内容。这种直观、简洁的呈现方式，有助于干预者自然地引导话题切换，同时也避免了重要内容的遗

漏。我们通常建议将总结型思维导图用于每单元干预前和干预结束时对回顾者经历进行概括。它也可用于干预过程中对主要主题的引导。负性事件疏导型思维导图清晰地呈现并剖析了患者的矛盾，有利于干预者对负性事件的引导。对负性事件的引导不但是人生回顾的技术重点，也是技术难点。尤其是人生回顾干预初学者，往往会感到对负性事件的引导困难。思维导图应用于人生回顾的过程中能拓宽干预者思维，启发其对问题的多角度思考，从而提高其引导技能。通常，鼓励患者一起参与负性事件疏导型思维导图的绘制，因为绘制过程本身就是训练患者转换看待问题视角的一个过程。

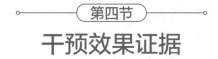

第四节
干预效果证据

由于开发的癌症患者思维导图式人生回顾心理干预的时间尚短。干预效果证据仅局限于本研究团队的临床随机对照试验。该研究选取了福建省某三级甲等综合性医院肿瘤化疗内科的癌症患者 84 例，将其随机分为试验组 40 例和对照组 44 例。对照组给予常规照护，试验组在常规照护的基础上给予思维导图式人生回顾心理干预。分别于干预前、后采用 Zung 的焦虑自评量表和抑郁自评量表评价思维导图式人生回顾的干预效果。结果显示，干预后试验组焦虑和抑郁分值均明显下降，与对照组间焦虑和抑郁分值比较，差异具有统计学意义。由此可见，思维导图式人生回顾心理干预能够有效改善癌症化疗患者的焦虑与抑郁症状。

一、思维导图式人生回顾心理干预对癌症患者焦虑的影响

思维导图式人生回顾心理干预有效缓解癌症化疗患者的焦虑症状，可能与以下原因相关。首先，它融入了中国农耕文化和道家思想，以视频为载体，多次引导患者对生死问题进行深度思考。通过协助患者关注死亡、思考死亡、接纳死亡，从而降低对死亡外显和内隐的焦虑，进而降低焦虑水平。其次，借助旧图册激发患者的记忆，帮助患者系统地回忆过去，重温曾经快乐的时光有助于调动患者的积极情绪，切断和覆盖原有的消极情绪。再者，借助思维导图对患者当下纠结的负性事件或矛盾进行全面的剖析。思维导图不但为患者提供了多角度的思考，还为患者当下的行动提供清晰的方向，促进患者

对未来未尽责任的焦虑转化为当下的行动。此外，有学者认为患者对焦虑的表达有助于达到心理上的解脱和精神上的平衡。

二、思维导图式人生回顾心理干预对癌症患者抑郁症状的影响

思维导图式人生回顾心理干预有助于缓解癌症患者抑郁程度。首先，它为癌症患者提供负性情绪宣泄的途径和重整的机会，通过思维导图对患者经历的负性事件进行全面剖析，以扭转患者歪曲的认知并进行正确的归因。引导者为患者当下纠结的每一个负性事件都制作一张思维导图。思维导图清晰有条理的归因分类有利于引导患者进行合适的归因，从而让患者解开困扰自己的心结，放下过往的不快；同时，思维导图以问题为中心延伸出来的各个分支还为患者提供多个看待问题的视角，为患者开启一扇新的看待事物方式的门，促使患者内心真正地接受甚至赋予负性事件积极的意义。

其次，思维导图式人生回顾心理干预可能通过提升患者的自我价值感和自尊水平减轻抑郁症状。它以患者的人生故事视频为产物。该视频以时间为主线，搭配患者提供的图片、文字和音乐，将患者的一生娓娓道来。当患者看到视频里看似平凡的自己其实也为家庭、社会做出过很多贡献，成就感和自豪感便会油然而生。患者通过观看视频对自我概念的重新建构，会对自我价值和重要性在整体上做出积极评价，从而积极地悦纳自己，进而提升患者的自尊水平并降低抑郁情绪。

再者，思维导图式人生回顾心理干预拓宽了患者的注意范围，阻断了患者的反刍思维，从而使患者有机会发展积极情感而减轻抑郁症状。心理学的反应方式理论认为反刍思维是抑郁发生的重要危险因素。癌症患者由于将大多数的注意力都集中在癌症的诊断和治疗上，因此容易产生反刍思维，例如他们常常会陷入对癌症诊断的过度反刍中，不停地思考"我为什么会得这个病？""我是不是做了什么坏事，所以得了这个病？"在思维导图式人生回顾心理干预过程中患者与干预者一同绘制思维导图，或是观看、修改、分享人生视频都能拓宽患者的注意范围，实现精神层次的洞悉而使时间变得多向性，患者可以自由地穿梭于过去、现在和未来，促使患者发掘生活中的美好事物，发展患者的积极情感，在提升幸福感的同时降低抑郁情绪。

最后，思维导图式人生回顾心理干预在强化感恩情感的同时促进了人际的和谐，从而改善患者的抑郁症状。心理学家指出感恩是人类的一种积极情绪，它可以缓解焦虑和抑郁等负性情绪。它以家谱图、全家福以及思维导图等多种形式来引导患者对关系进行回忆和整合。受中国儒家思想中注重孝道亲情和道德关怀的影响，在回顾的过程中，许

多患者会回忆起并感恩于亲朋好友为他们做的事情。根据患者的叙述和提供的照片将患者的感恩表达融入患者的人生视频中，患者在反复观看的过程中，感恩情感得以进一步强化。而作为个体积极情感的感恩不但可以扩大患者的注意范围，而且会更新和拓展患者的认知地图，从而对抑郁等负性情绪产生修复、纠正和缓释。

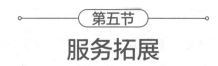

服务拓展

目前，国内已陆续开展延续性护理，但多集中于以解决生理问题为主的随访，且多停留于电话问候阶段，尚缺乏入户随访的心理服务。由护士引导的思维导图式人生回顾心理干预对癌症患者具有可行性，同时能有效改善癌症患者的心理精神健康，值得推广应用。

一、引导者素质要求

在思维导图式人生回顾心理干预中，引导者不仅要掌握人生回顾的理论知识和技能，还要熟悉思维导图相关知识。建议引导者反复阅读托尼·博赞"思维导图系列"著作以及其他作者编著的思维导图相关书籍，通过自学的方式掌握思维导图的理论知识。引导者也可参加思维导图培训理论和实践课程，接受有经验的思维导图讲师的指导。在实践方面，根据患者的经历绘制不同类型的思维导图，并在修改中不断提升人生回顾思维导图绘制水平。

二、巧用辅助工具引导

思维导图式人生回顾心理干预增设多种引导方式，包括思维导图工具、主题图册以及引导性视频。根据人生回顾过程不同环节，选择不同类型的思维导图，例如概括/总结型思维导图用于提供单元主题概览和单元访谈内容总结，正性事件肯定型思维导图和负性事件疏导型思维导图分别用于积极经历和消极经历的引导。此外，建议主题图册与引导视频在访谈中热身环节使用，有助于回顾者开启主题访谈，尤其是敏感话题或记忆深处的人生经历。例如，在回顾儿童青少年时期由于年代的久远、记忆的模糊以及本身的性格特点而无法快速地敞开心扉、畅所欲言。个性化主题图册，对打开患者的记忆和语言闸门起到良好的作用，有助于患者在自然无压力的状态下开始主题访谈，有利于干预者对"缄默"患者的引导。

三、受益人群局限

在实践中，多数癌症患者乐于参与制作图文并茂、色彩艳丽的思维导图。有些甚至要求保留思维导图或将思维导图加入人生回顾产物中。然而，思维导图并非适用于所有的癌症患者。例如，文化程度较低且不喜欢绘画的患者可能在制作和阅读思维导图上存在一定的困难。此外，虚弱的癌症患者也不适合参与思维导图的绘制。因此，引导者应灵活使用和调整思维导图。

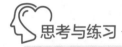
思考与练习

> **1** 对引导者与回顾者而言，思维导图在人生回顾中分别起到哪些辅助作用？
>
> **2** 请找出至少 3 个能启发敏感话题的微视频，尝试用于人生回顾的临床实践，观察回顾者的反应，并反思如何使用微视频有效地促进人生回顾访谈？
>
> **3** 请根据导入案例中直肠癌患者林先生的陈述，设计引导负性事件的思维导图。

（陈英）

第九章 "互联网 +" 癌症患者人生回顾

"这是我的爷爷，虽然他去世了，但永远住在我心里，在我们家庭中的位置永远不会消失。"他用黑色铅笔在白纸上绘制一幅家庭树，写上爷爷的名字并自语，眼神笃定而坚信。

"爷爷走的时候，我还没有上小学。这是我第一次经历亲人离世，我没有哭，因为还不知道这意味着什么。但他离开后，我却经常梦到他，梦里他跟我说很多话，到现在我还记得他的话。更神奇的是，每当想起他，或者我的生活遇到什么问题，他就会出现，引导我走向好的一面。这仿佛已经成为了我们之间的默契。"

——肝癌患者王先生

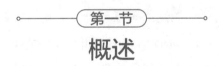

第一节
概述

一、互联网 + 移动医疗应用广泛

随着互联网技术的发展和智能移动终端的普及，现代生活进入移动互联网时代。根据《第 45 次中国互联网络发展状况统计报告》显示，截至 2020 年 3 月，我国网民规

模达 9.04 亿，其中手机网民 8.97 亿，使用手机上网的比例达 99.3%。移动医疗是基于移动通讯技术提供医疗服务和信息。作为一种新兴的医疗服务模式，移动医疗具有便捷性、高效性和低成本三方面的优势。目前，以智能手机为载体的移动医疗逐渐在卫生健康领域得到广泛的应用，例如慢性病管理、急救护理、自助医疗等服务。诸多研究表明，借助智能手机这一更加具有实时性、针对性、互动性移动通讯技术，移动医疗突破传统干预模式的局限性，在医疗资源有限的现实情况下实现及时、专业化、个性化的医疗护理服务，满足更多患者的生理和心理需求。

二、互联网在心理干预领域的应用

目前，互联网在护理领域主要用于为患者提供心理支持、健康教育、康复指导及症状监测等服务。干预方式包括专业人员指导下的网络干预、自助式网络干预和多维度网络干预。其中，专业人员指导下的网络干预是指心理学家或医护人员通过博客、QQ 群、微信群及微信公众平台等方式，组织患者在群组内进行主题讨论或同步聊天会议，建立患者间的联系，营造相互支持、充分表达内心感受的团体氛围。此模式患者能匿名讨论话题，促进其情感表达并宣泄不良情绪。自助式网络干预通过在线系统或网站，为患者提供信息、查询及辅导服务，如荷兰的 BREATH（Breast Cancer e-Health Intervention）及 KNW（Kanker Nazorg Wijzer）癌症支持系统，具有健康评估及筛查功能，并可针对具体问题制订个体化的健康教育信息及治疗建议。另外，可通过电子邮箱的方式与患者互动，提供心理支持，并解决其反馈的问题。自助式网络干预以患者自我操作的形式，无需较多医护人员参与，因此无法保证研究对象的依从性。多维度网络干预，即同时应用 2 种及以上的网络干预形式。例如 Ruland 等的 WebChoice 干预，包括上述 2 种干预方式，该平台为患者提供在线咨询服务、在线论坛及自助式的网络干预系统，能够为患者提供信息支持和心理支持，有效改善患者的症状困扰。Botella 研究团队则根据 Haight 和 Bulter 人生回顾研究设计了针对老年人的 Bulter 电子健康系统，通过正念减压训练、放松训练，记录人生重要事件，对提高老年人心理健康、降低负面情绪具有积极作用。我国远程心理干预主要以心理热线、互联网医院和开展健康讲座三种方式为主。根据国家卫生健康委的相关资料，全国共开设了 600 余条心理干预热线，提供心理疏导服务。互联网医院依托实体医院以及各互联网络医院平台，为患者和普通民众提供心理干预。健康讲座是由专业医生和心理专家通过网络或电视开展的公益心理健康讲座，以缓解心理压力。综上，基于互联网的优势，"互联网＋"心理干预的实践与研究已日益受到关注。

三、现场人生回顾心理干预面临的挑战

在人生回顾过程中，引导者通常以人生各个阶段为依据，引导回顾者系统地回顾自己一生的经历，包括正性事件和负性事件。传统人生回顾以干预双方现场面对面的方式开展，在临床实践中面临诸多的挑战。首先，由于人生回顾心理干预大多在医院、宁养院开展，干预时间常常与治疗护理服务冲突，且安静、不受干扰的环境不易保障。其次，传统的人生回顾受空间的限制，由于交通不便、人力资源有限等问题，出院后的居家癌症患者，尤其偏远地区的患者难以获得人生回顾心理干预。

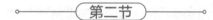

第二节

基于微信平台的人生回顾心理干预方案的建立

一、理论基础

基于微信平台的人生回顾心理干预方案的构建是在埃里克森心理社会发展理论与巴特勒人生回顾学说的基础上，融入 Reed 自我超越理论，以期提升人生回顾心理干预对癌症患者精神健康的效果。

自我超越理论由美国亚利桑那大学护理学院 Reed 教授于 1991 年提出。Reed 认为尽管个体的身体功能随着年龄的增长逐渐退化，但心态会顺应周围环境的改变而转变，这种转变的能力即自我超越，有助于个体对生命阶段进行整合，重建自我价值。自我超越包括四大维度：外在的超越、内在的超越、精神的超越以及现在的超越。外在的超越指超越自身限制，与他人、环境产生联结；内在的超越指通过内心活动，了解个人信念、价值观；精神的超越指从更高、更大的角度思考个人、生活与生命；现在的超越指总结过去经验，增强对未来的认知力，超越目前面临的困境。

当个体处于年老期、疾病生命晚期或遭遇危机事件时，容易体验到自我超越。癌症作为一种生命威胁性疾病，严重影响患者的身心健康。自我超越可以帮助患者调整个人

的看法和行为活动，帮助其超越目前所处状况的局限、身体的限制，超越心理危机使生命达到自我整合，从而改善心理健康。

二、干预技术构建方法

本研究团队以埃里克森心理社会发展理论和 Reed 自我超越理论为指导，系统性整合癌症患者人生回顾心理干预的最佳证据，借鉴国外开展远程人生回顾心理干预的先进经验，结合课题组前期开展人生回顾心理干预引导者和回顾者双方的意见和建议，初步构建基于微信平台的癌症患者人生回顾心理干预方案。采用专家函询法对方案进行论证、修订，最终形成基于微信平台的癌症患者人生回顾心理干预的标准方案。

（一）系统性整合癌症患者人生回顾心理干预最佳证据

人生回顾系统综述整合了当前癌症患者人生回顾心理干预的基本特征，包括理论基础、干预形式等方面，对本方案的构建具有一定的启发（表 9-1）。

表 9-1　人生回顾系统综述结果汇总表

编号	项目	系统综述结果	对本方案的启示
1	理论基础	以 Erikson 理论为主线，同时结合 Skinner 和 Hack 理论	本方案以 Erikson 理论为主线，结合 Reed 自我超越理论
2	干预形式	多采用个体人生回顾干预形式 （1）个体人生回顾便于维护患者的隐私 （2）团体人生回顾不利于患者吐露内心真实想法，尤其是在回顾某些敏感主题时	考虑到本方案通过互联网开展人生回顾，若采用团体人生回顾形式进行开展，患者之间彼此不认识，缺乏互动和沟通，不利于研究的开展。此外，目前尚未见"一对一"干预形式明显缺陷的报道，故本方案采用个体人生回顾干预形式
3	干预地点	干预地点为医院、宁养院和患者家中 （1）在医院、宁养院等开展研究，居家癌症患者无法接受干预 （2）在患者家中进行干预，居住偏远、交通不便的患者可能难以接受干预	本方案引入互联网技术，能突破时空障碍；干预双方只需在有网络覆盖、安静、舒适、明亮等条件的环境下即可开展干预

编号	项目	系统综述结果	对本方案的启示
4	干预单元数及顺序	干预单元以 3 ~ 4 个单元为主，采用正向或逆向回顾顺序 （1）多数研究采用老年人访谈单元（即儿童、青少年时期、成年时期以及当前时期）进行访谈，以正向顺序进行回顾 （2）肖惠敏等人针对癌症患者的特点，构建癌症经历 - 成年时期 - 未成年时期访谈单元，采用逆向回顾的顺序，满足了癌症患者对当前经历关注的心理需求	本方案采用 4 个单元数人生回顾，以逆向回顾的顺序引导患者回顾自身经历，包括癌症经历（癌症诊断至今）、成年时期（18 岁至癌症诊断前）、未成年时期（出生至 18 岁）和人生整合
5	干预周期、频率及每次干预时长	目前人生回顾的最佳干预时间仍未界定 （1）多数研究的干预周期为 5d 至 6w。Haight 认为，治疗性关系双方需要到第 3 ~ 4 周才建立较为信任的关系，若干预周期较少，可能会影响干预效果 （2）干预频率为每周 1 次及以上。研究表明，每周 1 次的干预频率可防止回顾者过于沉溺过去的记忆中，也可以避免频繁、长时间的回顾导致其身心疲劳 （3）每次干预时长根据患者情况进行调整	考虑到基于互联网的人生回顾干预与面对面干预不同，双方直接接触的机会少，需要足够的时间建立良好的治疗性关系，增进信任感；故本方案延续 Haight 经典的结构化人生回顾程序，干预周期为 6 周，每周 1 次，每次 40 ~ 60min，具体的频率及持续时间依据患者的身体状况及内容灵活调整
6	引导性问题	引导性问题是人生回顾最基本的特征 （1）多数研究直接采用 Haight 人生回顾体验表中的 63 个引导性问题 （2）肖惠敏等人已制订中国本土化的癌症患者人生回顾引导性问题	本方案以 Erikson 心理社会发展理论及 Reed 自我超越理论为理论基础，故在中国本土化癌症患者人生回顾引导性问题的基础上进行修订，同时增加自我超越的引导性问题
7	引导方式	在引导性问题基础上增加其他引导方式，可以促进患者回顾 目前所采用的引导方式有图片、家庭树、人生重要事件时间轴等 （1）通过共同翻阅、查看老照片，帮助患者回顾过去的经历 （2）通过绘制家庭树，引导患者回顾与家人的经历及感受，帮助患者找到家庭的定位，增强归属感	本方案仍采用图片、家庭树及人生重要时间轴（生命线）作为引导方式

编号	项目	系统综述结果	对本方案的启示
7	引导方式	（3）人生重要事件时间轴引导患者按照时间发展先后顺序，回顾自己的人生历程，使过去的经历得以回顾、整合	
8	人生回顾产物	（1）多数研究制作纸质版的人生回顾产物，如人生回顾手册、人生相册，深受研究对象的喜爱 （2）在人生回顾产物中增加心灵空间模块，患者能够表达情感、传递祝福	本方案将制作人生回顾产物。此外，也设置心灵空间模块，为患者提供表达情感的平台
9	干预者	人生回顾干预者包括心理治疗师、临床心理学家、具备人生回顾经验的研究者和护士	本方案以研究者本人作为干预者；研究者已接受理论学习、人生回顾见习和实习实践等系统培训，掌握了人生回顾干预技巧

（二）借鉴国外开展远程人生回顾心理干预的先进经验

基于微信平台的人生回顾干预在我国仍是一个崭新的领域。因此，借鉴国外开展远程人生回顾心理干预的优点，查阅网络干预相关研究，同时结合自我超越等相关内容，对其进行汇总、分析，为构建本方案提供理论基础（表9-2）。

表9-2　文献研究结果汇总

编号	来源	项目	结果及说明	对本方案的启示
1	国外媒体辅助人生回顾研究	干预媒介	（1）通过邮件进行互动，信息容易延迟 （2）通过电话进行访谈，无法观察患者的表情、神态、肢体动作等非语言信息 （3）患者通过 CHESS：miStory 平台修改、分享自己的人生相册，但在平台操作方面遇到困难	干预媒介包括邮件、电话、CHESS：miStory 平台 选择即时性强、能够观察对方非语言信息的工具作为干预媒介。此外，干预媒介还应操作简便，适合广大人群使用

续表

编号	来源	项目	结果及说明	对本方案的启示
2	即时通信应用程序使用情况	干预媒介	（1）2017年微信使用率最高，是我国最大的即时通讯工具。微信具备视频聊天功能，操作简便，同样适用于老年用户 （2）QQ的功能多依附于电脑客户端，且用户群体多为青年人、学生	微信、QQ是我国主要即时通信应用程序 综合考虑本方案目的、应用人群、工具即时性和简便性，选择微信作为本方案的干预媒介
3	网络干预研究	网络交流模式	网络交流是网络干预技术常用的方法，分为同步和非同步交流 （1）同步网络交流是一种要求参与者在同一时间进行即时交流的网络干预形式，例如电话或视频会议、文本聊天室等形式 （2）非同步网络交流包括论坛、网络留言板、社交媒体网站等形式，可以合理安排干预时间和频率，不受时间限制	通过微信同步视频交流功能，引导患者进行人生回顾访谈；通过微信公众平台的非同步交流功能，使干预双方在访谈间期不定时互动
4	自我超越相关研究	干预内容	个体自我超越水平可通过相关措施得以提高 （1）对自我、他人及生命等更高层面进行思考 （2）自我省思如祷告、内心独白 （3）创作性活动 （4）翻阅个人日志如回忆录帮助总结经历	增加自我超越引导性问题及相关活动和模块增强患者自我超越水平 （1）提供审视自我、反思个人与他人关系的心灵空间模块 （2）绘制家庭树 （3）提供总结患者人生经历的内容萃取及人生荟萃模块

（三）汇总前期开展人生回顾心理干预的反馈意见

基于本研究团队在晚期安宁疗护癌症患者、癌症化疗患者和虚弱老年人开展人生回顾研究的实践，访谈干预双方对人生回顾方案的意见与建议，进行归纳与分析，明确可供借鉴的成功人生回顾经验，并对存在的问题拟订解决策略（表9-3）。

表 9-3　研究对象 / 干预者反馈汇总

编号	反馈来源	存在的问题或意见	原因	启示 / 拟解决方案
1	干预者	许多患者均认为三个回忆题图册（即《远方·童忆》《时光·回望》《生病以来》）能够帮助他们回顾过去	图册以中国特色的历史文化大事件为背景并结合各阶段的成长特点制作而成，具有本土化特点	保留回忆图册
2	干预者	患者认为引导性视频（即《植物生命的脉动》《冰雪融化》《四季循环》）能够帮助他们理解生命、命运等抽象概念	引导性视频融入中国四时观念，能使不同文化程度的患者更好地理解抽象概念	保留引导性视频
3	干预者	相比于纸质相册，患者更喜欢电子相册	电子相册制作方便，具有生动形象、方便携带、随时随地查看的优势	保留电子相册
4	老年人	"上周跟你谈完之后的几天，我回想到跟你聊天的内容，突然又想起其他的事情想跟你说，可是没办法，到你下一次来，我又给忘了，我这记性。"	互动不及时，导致重要信息遗失	使用微信即时通信应用程序进行互动，随时补充、交流
5	老年人	"你问我就答。"	仅以问题为引导	增加引导方式，如图片、歌曲、视频等
6	老年人	"我从小很喜欢唱歌跳舞，每当听到熟悉的旋律，总能引起我的回忆。"	音乐能够促进回忆	增加记忆刺激物：歌曲
7	癌症患者	"这些图片基本能引起我的回忆，但是某些东西跟我们那里的情况又不一样。"	未考虑地域因素	增加地域相关的图片
8	癌症患者	"你为我绘制的思维导图非常漂亮，那是我人生每个阶段的故事，很珍贵！但是上面的字不多，我文化程度又不高，如果文字直接描述的话，我看得还更懂一些。"	思维导图需要经过一定培训才能掌握，对于文化程度低的患者可能不太合适。此外，患者透露出想要收集自己每个阶段的人生故事	为患者制作每个人生阶段的人生故事集（内容萃取模块）

编号	反馈来源	存在的问题或意见	原因	启示/拟解决方案
9	癌症患者	"我的家人为我付出了很多，还有一路上帮助和支持我的朋友，我都记在心里。但是我不善于当面表达，希望能有寄托情感的空间。"	患者希望说出自己的心里话	为患者提供吐露心声、传递祝福的机会（心灵空间模块）
10	癌症患者	"电子相册被我收藏在微信里面了，但是，随着微信收藏的东西越来越多，当我想看电子相册时，要花时间找，这样就不太方便了。"	电子相册淹没在海量信息里，缺乏良好的管理	多数患者使用微信收藏电子相册。本方案以微信为媒介，同时为电子相册提供独立的放置空间（人生荟萃模块）
11	干预者	某些患者忌讳谈论死亡	患者对此类主题较为敏感	采用死亡教育指定素材《一片叶子落下来》引导患者谈论此话题
12	干预者	部分患者在刚开始时缄默不语，较难进入状态	患者不知从何说起	提前让患者熟悉访谈内容，比如与内容相关的图片、视频等（记忆促进模块）
13	干预者	在养老机构、医院进行干预时，有时候在时间安排上会与临时的安排、治疗或护理相冲突，干预被打断	养老机构、医院等非最佳干预地点	干预双方尽量选择私密、不被打扰的地点进行干预，如家中
14	干预者	"到患者家里进行干预，路途耗费大量时间，特别是居住偏远的地区，一天只能干预一个患者。"	居家访视式人生回顾遭遇交通不便、人力资源有限的问题	开展基于微信平台的人生回顾
15	干预者	"对外地的患者，或暂时居住本地的患者无法接受干预。"	居家访视式人生回顾干预受空间的限制	开展基于微信平台的人生回顾
16	干预者	"在进行居家访视式人生回顾干预时，干预双方的最佳干预时间难以契合。如患者要晚上才有时间接受干预，但考虑到安全等方面因素，干预者白天进行干预是最好的。"	居家访视式人生回顾干预受时间、空间限制	开展基于微信平台的人生回顾

三、基于微信平台的癌症患者人生回顾心理干预方案初稿

基于微信平台的癌症患者人生回顾心理干预方案初稿以微信为媒介,通过同步和非同步网络交流的方式引导患者回顾一生经历。同步网络交流即通过微信视频在线交流,包括人生回顾访谈、绘制家庭树和生命线。其中,人生回顾访谈包括癌症经历、成年时期、未成年时期和人生整合4个单元。非同步网络交流即在人生回顾访谈前后,患者随时浏览记忆促进、内容萃取、心灵空间和人生荟萃四大模块内容,并与干预者不定时互动。方案的干预时间为6周,每周1次,其中成年时期、未成年时期各干预2次(表9-4)。

表9-4　基于微信平台的癌症患者人生回顾心理干预方案(初稿)

干预模式	要素	内容
同步网络交流 (人生回顾访谈)	干预形式	一对一
	单元数	4(癌症时期、成年时期、未成年时期、人生整合)
	干预周期	6周
	每次干预时长	45～60min(根据具体情况灵活调整)
	干预的频率	1周1次
	干预人员	接受过人生回顾培训者、熟练操作微信及其公众号
	引导性问题	借鉴引用课题组前期引导性问题＋本研究修订的问题
	人生回顾活动	绘制家庭树及生命线
非同步网络交流 (人生回顾模块)	记忆促进	回忆图册、引导性音视频、有声绘本
	内容萃取	前三单元访谈结束后,提取访谈中有意义的内容
	心灵空间	请患者说说自己的心里话
	人生荟萃	放置人生回顾干预产物:电子相册"我的一生"

四、基于微信平台的癌症患者人生回顾心理干预方案修订

采用德尔菲专家函询法,评价制订的基于微信平台的癌症患者人生回顾心理干预方案的内容是否与研究目的相关。遴选了9名熟悉本研究领域的专家,包括1名人生回顾研究者、2名从事姑息护理研究的教授、1名从事心理护理的专家、2名临终护理专

家、1名社会工作者、1名肿瘤科医生和1名心理学专家。采用专家函询法对方案进行论证、修订。根据专家的修订意见，选取5名癌症患者进行预实验，了解癌症患者对方案的接受性、建议及开展过程中面临的问题以进一步完善方案（表9-5）。

表9-5 患者反馈意见及拟解决的措施

编号	患者反馈意见	拟解决的措施
1	患者独立操作人生回顾微信公众平台时遇到困难	详细指导患者操作人生回顾微信公众平台的方法，并请患者回应，直至其完全掌握
2	通过点击"阅读原文"的方式浏览人生回顾四大模块时，操作比较烦琐	增加另一种进入登录方式，即在人生回顾公众平台里输入"模块"两个字并点击，即可进入
3	每个访谈单元的素材较多，无法一次性看完	告诉患者并非一次性看完所有素材，可分次查看。若一个素材未看完，可利用微信"文章置顶"功能，将其固定在微信顶端，到下一次要阅读时，直接点击即可
4	每天从外界接收的微信消息太多，同时还有其他微信公众平台，要找到人生回顾公众平台有点困难	同样利用微信的"置顶"功能，将本研究的公众平台置顶，即可方便看到
5	有时会忘记在访谈前后进入人生回顾公众平台	干预者每周和患者联系两次，即访谈前提醒他们登录平台提前熟悉访谈内容；访谈后再次提醒他们进入平台，完成相关操作
6	人生回顾公众平台提供的图片、文字较小	调整图片和文字的大小。同时，告知患者可以自行在微信上更改字体大小，具体步骤为：我→设置→通用→字体大小，设置为"大"或"超大"

第三节
干预流程和技术

一、单元与涵盖主题

基于微信平台的癌症患者人生回顾心理干预方案包括6个单元，以引导患者倒序式回顾一生的经历（表9-6）。第一单元回顾从癌症诊断至今的经历，主要围绕疾病、家庭、信仰、命运和死亡等主题。第二、三单元回顾成年时期的经历，围绕婚姻、家庭、孩子、工作、兴趣爱好、关系、艰难和信仰等主题。第四、五单元回顾未成年时期经历，主要包括家庭、学习、游戏、劳动和食物等主题。第六单元为人生整合，即对人生各阶段回顾的总结与评价，通过重温人生回顾过程中提及的重要事件，并对其进行评价，重新审视人生。

表 9-6　基于微信平台的癌症患者人生回顾心理干预单元与主题

单元	人生阶段	主题
第一单元	疾病经历	疾病、家庭、信仰、命运和死亡
第二、第三单元	成年时期	婚姻、家庭、孩子、工作、兴趣爱好、关系、艰难和信仰
第四、第五单元	未成年时期	家庭、关爱、学习、游戏、良师益友、劳动、食物、困境、成长感受
第六单元	人生整合	重温重要事件并对其进行评价，整合人生各个阶段

二、干预流程

（一）干预准备

1. 研发远程人机协同交互式人生回顾系统　引入互联网技术，构建基于微信平台的远程人机协同交互式人生回顾系统，该系统包括同步和非同步网络交流两种模式（图9-1）。同步网络交流用于在线人生回顾访谈，包括癌症经历、成年时期、未成年时期和人生整合4个单元。非同步网络交流用于辅助人生回顾访谈，包括"记忆促进""内容萃取""心灵空间""人生荟萃"四大模块（图9-2～图9-5）。"记忆促进"模块包括具有中国成长发展特点及地域特色的回忆图册；根据访谈主题、患者喜好增设引导性音乐与视频；引入有声绘本如《一片叶子落下来》促进患者回顾，并引导其对生命、爱、人生等主题的解读与思考。"内容萃取"模块即干预者提取每个访谈单元中有意义的内容，供患者再次回顾总结，进行修改、评论或补充。"心灵空间"模块为患者提供表达内心感受、吐露心声、传递祝福的平台。"人生荟萃"模块即在干预结束后，干预者制作声、图、文并茂的人生回顾电子相册。这四大模块用于患者人生回顾访谈前后的预习、总结与整合，增强人生回顾的效果。

图9-1 人生回顾首页

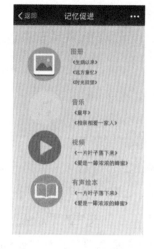

图9-2 记忆促进模块

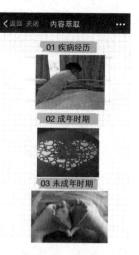

图9-3 内容萃取模块

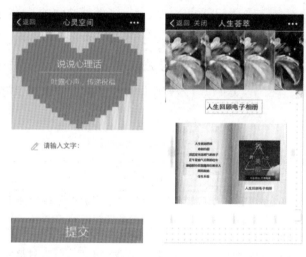

图9-4 心灵空间模块　　图9-5 人生荟萃模块

2. 引导者准备　在开展人生回顾心理干预之前，引导者需完成人生回顾理论知识学习，并进行见习和实习的实践训练，掌握人生回顾心理干预技巧。同时要了解微信公众平台的相关知识，熟练掌握远程人机协同交互式人生回顾系统平台的操作和管理方法。

3. 患者准备　详细评估、了解患者的基本信息、兴趣爱好及身体状况，向患者详细介绍人生回顾心理干预的目的、内容、实施安排和注意事项，获取使用录音设备的许可等。耐心与患者沟通，协调好干预的时间，初步建立良好的治疗性关系。此外，告知患者尽量选择安静、明亮、网络信号佳的地点，减少噪声、光线不足等因素的干扰。

4. 操作指导　教会患者下载、安装微信，关注远程人机协同交互式人生回顾系统平台，耐心指导其使用微信视频交流、微信视频小窗模式的方法，即并排显示视频窗口和聊天窗口，并请患者演示，确保其掌握平台的使用方法。若患者在操作公众平台时仍有困难，可以随时查看"使用指南"，也可以直接联系干预者通过视频在线演示操作方法。

（二）干预实施

1. 第一单元——疾病经历　将疾病经历作为人生回顾的第一个单元，从患者的疾病入手，满足癌症患者对当前经历关注的心理需求，有利于人生回顾活动的顺利开展。在访谈前，提前告知患者访谈的主题、浏览公众平台上"记忆促进"模块，帮助患者提前熟悉访谈内容。访谈过程中，从患者当前关注的话题入手"请谈谈您的疾病"，帮助患者打开访谈的话题。然后通过提纲上的引导性问题如"生病后，您的家人对您如何""您是否有信仰？信仰在疾病过程中有何作用？"等问题逐步引导其进行回顾。同时，借助相关视频《四季循环》以触发患者自然而然地谈及一些敏感性问题，例如死亡、命运等。同时，引导患者谈谈自己生病以来，看待疾病、价值观、生命意义感等方面发生的变化。访谈结束时，干预者需要对本次访谈内容加以总结并反馈给患者，鼓励患者在访谈结束后补充癌症经历的内容，在"心灵空间"发表感悟以及了解下一单元的内容（表9-7）。

表9-7　第一单元具体实施过程

第一单元：疾病经历
1. 提前告知患者本单元访谈的主题"疾病经历"，浏览"记忆促进"模块关于医院的场景、亲友的照顾等图片及《四季循环》的视频，帮助患者熟悉访谈内容
2. 在约定的时间与患者进行访谈，经患者同意后进行录音
3. 访谈时借助引导性问题引导患者进行回顾，帮助患者肯定正性事件，对负性事件进行多角度剖析，引导患者放下、接受或赋予负性事件积极的意义
4. 借助视频《四季循环》以触发患者自然而然地谈及一些敏感性问题例如死亡、命运等
5. 总结患者疾病时期的经历，请患者核实内容是否正确，有无需要补充
6. 在访谈结束之前，预约下一单元访谈的时间和内容，提醒患者提前进入平台熟悉内容
7. 本单元访谈结束后至下一次访谈间期，患者进入"记忆促进"模块，浏览有声绘本《一片叶子落下来》，引导其对生命的解读与思考
8. 干预者通过"内容萃取"模块，及时整理疾病经历单元的访谈资料。让患者进入公众平台进行查看，帮助其再次回顾、总结，进行评论、留言
9. 提醒患者进入"心灵空间"模块，表达对家人、朋友的感受、传递祝福、寄托希望等
10. 在访谈间期，若患者想补充本单元访谈内容，可通过微信随时与干预者联系

2. 第二、第三单元——成年时期　本单元聚焦成年时期的经历，提前告知患者访谈主题，熟悉访谈内容，并准备绘制家庭树所需的用物。访谈时，首先简要回顾上个单

元"疾病经历"的主要内容，并询问其是否有补充。同时，对上次内容中存在疑问的地方进行澄清。接下来，请患者回顾成年后发生的重要事情，根据患者的回答，借助提纲中的引导性问题如谈谈您的工作、家庭、婚姻等进行成年时期生活事件的回顾。在回顾"家庭"这一主题时，邀请患者绘制家庭树。注意引导患者谈谈自己对成年时期的评价，对亲情、友情、爱情等方面的看法。访谈结束时，干预者需要对本次访谈内容加以总结、概述并反馈给患者，同时简要说明下一个单元的主题。访谈结束后，患者需要进入人生回顾系统平台浏览"记忆促进""内容萃取""心灵空间"等模块，准备下一单元的人生回顾访谈（表9-8）。

表9-8 第二、第三单元具体实施过程

第二、第三单元：成年时期
1. 提前告知患者做好准备。用物准备包括一张空白纸和一支笔。患者需进入人生回顾系统平台，浏览成年时期的素材，如关于家庭、工作、爱好的回忆图册、歌曲和视频，熟悉本单元访谈内容
2. 在约定的时间开启微信视频，经患者同意后进行录音
3. 和患者总结和确认上一单元"疾病经历"的访谈内容
4. 请患者综合回顾成年后发生的重要事情，并借助引导性问题引导患者回忆、评价婚姻、家庭、工作等主题的人生经历。在回顾"家庭"这一主题时，邀请患者绘制家庭树
5. 总结患者成年时期的经历并询问患者是否正确，有无需要补充
6. 预约下一单元访谈时间，提醒患者提前进入平台熟悉访谈内容
7. 本单元访谈结束后至下一次访谈间期，提醒患者进入"记忆促进"模块，欣赏有声绘本《爱是一捧浓浓的蜂蜜》，引导其对爱的解读和思考
8. 干预者通过"内容萃取"模块及时整理成年时期单元的访谈资料，让患者进入公众平台进行查看，再次回顾、总结。同时，患者可以进行评论、留言
9. 患者可进入"心灵空间"模块，向家人、朋友表达自己的感受与希望
10. 在访谈间期，患者可随时与干预者联系，提出访谈中遗漏的、想补充的内容

3. 第四、第五单元——未成年时期 本单元引导患者分享未成年时期的经历。访谈前，提醒患者浏览关于家庭、学习、游戏、劳动和食物等图片，欣赏有关童年或伙伴的歌曲，引发患者对往事的回忆。开始本单元主题访谈前，首先简要回顾成年时期的主要内容，并询问患者是否有补充。通过开放性问题"在未成年时期印象最深刻的事情是什么"引导患者进入本单元的回顾。随后，借助引导性问题，对伙伴、游戏、劳动等主题进行深入的回忆与评价。同时，可适当使用探索性的问题进一步挖掘经历背后的真实感受，如"儿时家里没有足够的物资，您的感受如何"等，引导患者从多角度进行剖析，赋予事件积极的意义。在访谈结束前，总结患者未成年时期的经历并反馈给患者，

建议以患者提到的愉快事件结束访谈，同时简要说明下一个单元的主题：人生整合。在访谈结束后至下次访谈前，患者需要进入人生回顾系统平台浏览"记忆促进""内容萃取""心灵空间"等模块，准备下一单元的访谈（表9-9）。

表9-9 第四、第五单元具体实施过程

第四、第五单元：未成年时期
1. 提前告知患者访谈主题为未成年时期的经历，进入公众平台熟悉访谈内容
2. 在约定的时间开启微信视频进行访谈，经患者同意后进行录音
3. 与患者总结、确认上一单元"成年时期"的访谈内容，询问是否需要补充
4. 进入本单元的访谈。首先和患者简要回顾未成年时期的素材，包括浏览关于家庭、学习、游戏、劳动和食物等图片，欣赏有关童年或伙伴的歌曲，引发患者的回忆
5. 请患者综合回顾，在未成年时期印象最深刻的事情是什么？随后，借助引导性问题引导患者进行回顾。在回顾过程中，重点剖析患者对事件的看法和感受。对于积极、正性事件予以肯定，对于负性事件，引导患者从多角度进行剖析，赋予负性事件积极的意义
6. 访谈结束之际，请患者谈谈对视频《植物生命的脉动》的感受
7. 总结患者未成年时期的经历并询问患者是否正确，有无需要补充
8. 预约下一单元访谈时间及内容，提醒患者提前进入平台熟悉访谈内容
9. 本单元访谈结束后至下一次访谈间期，提醒患者进入"记忆促进"模块，浏览有声绘本《你出生的那个晚上》，引导其对生命的解读和思考
10. 干预者通过"内容萃取"模块及时整理本单元访谈资料，让患者进入公众平台进行查看，再次回顾、总结。同时，患者可以进行评论、留言
11. 患者进入"心灵空间"模块，可表达自己对本单元重要的人或事的感受
12. 在访谈间期，患者可以随时提出访谈中遗漏的、想补充的内容；随时分享与访谈内容相关的资源，如照片等

4. 第六单元——人生整合 本单元主要引导患者重温人生中重要的事件，重新审视自己的人生，并对自己的人生进行总结和评价。访谈前应告知患者本次访谈是人生回顾心理干预最后一个单元，帮助患者做好干预结束的心理准备。访谈时，首先和患者总结、确认上一单元"未成年时期"的访谈内容。随后，引导患者绘制生命线，即回顾从未成年时期到现今的经历，帮助其对家人及人生历程中重要事件的回顾。通过综合性问题如"总体而言，您觉得自己的人生是怎样的"，请患者谈谈人生中最艰难、最开心、最重要的事情，帮助其更好地促进自我整合。最后，对患者人生各阶段进行完整的总结，指出他们身上的人生闪光点，以一种欢快轻松的气氛结束本单元。访谈结束后，干预者为患者制作电子人生相册，作为人生回顾产物赠予患者，以表示对他们参与干预的珍视与感谢（表9-10）。

表 9-10　第六单元具体实施过程

第六单元：人生整合

1. 提前告知患者本单元访谈主题为人生整合，进入公众平台熟悉访谈内容。本单元访谈需要患者准备一张空白纸和一支笔
2. 在约定的时间开启微信视频，经患者同意后进行录音
3. 和患者总结和确认上一单元"未成年时期"的访谈内容
4. 进入本单元的访谈。首先，为患者介绍公众平台上生命线绘制的过程，随后引导患者绘制自身生命线，即回顾从未成年时期到现今的经历，帮助其对家人及人生历程中重要事件的回顾，更好地促进自我整合
5. 随后，通过综合性问题引导患者对自身经历的回顾与评价：总体而言，您觉得自己的人生是怎样的？并请患者谈谈人生中最艰难、最开心、最重要的事情
6. 总结患者人生整合单元的经历，并询问患者是否正确，有无需要补充
7. 访谈结束后，干预者通过"内容萃取"模块及时整理患者的访谈资料，让患者进入公众平台进行查看，再次回顾、总结。同时，患者可以进行评论、留言
8. 患者进入"心灵空间"模块，可表达对自己、他人的感受，传递祝福等
9. 若患者需要对访谈内容进行补充，可随时联系干预者
10. 研究者在"人生荟萃"模块制作患者的人生相册。该电子相册以第一人称的文字描述患者一生经历，体悟及成长过程等，同时配以患者喜欢的照片，或与主题相关的其他照片，并以喜爱的歌曲、喜剧等为背景音乐。该电子相册作为人生回顾产物，赠予患者，以表示对他们参与研究的珍视与感谢。人生回顾产物可以使他们感受到自己对他人仍是有帮助的，并进一步感受到自己存在的价值

三、干预注意事项

（一）确保患者参与人生回顾的依从性

干预前耐心指导患者操作远程人机协同交互式人生回顾系统平台，确保其掌握平台的使用方法。若患者在操作公众平台时仍有困难，可以随时查看"使用指南"。干预过程中，在每个单元访谈前后，均提醒患者登录平台浏览记忆促进素材，再次回顾总结、评论或补充本单元访谈内容，在心灵空间平台上表达内心感受，吐露心声或传递祝福。

（二）明确在线人生回顾干预的特殊性

干预前，引导者要提前告知患者选择光线充足的地方进行视频访谈，调整坐姿；选择笔记本电脑、平板电脑等屏幕较大的设备，同时做好设备的调试工作，将视频窗口最

大化，确保观察到患者的神态、语音语调、动作等非语言信息。另外，引导者要在网络平台上通过实时视频、语音、图片等媒体灵活应对人生回顾过程中回顾者出现的情绪变化。例如，当患者出现哭泣、悲伤情绪时，引导者可以发送文字"很想给你递纸巾"，也可以用微信上的表情符号或图片来表示自己的理解与安慰。

（三）灵活运用辅助工具切入敏感性话题

人生回顾过程中某些主题，如死亡、艰难等，可能引起患者的负面情绪。可以引导患者观看相关的引导性视频，阅读生命教育绘本，或绘制家庭树、生命线等活动，让患者易于接受这些主题的访谈，并表达自己的看法和感受。为确保人生回顾心理干预安全实施，还要详细制订患者不良情绪的应对策略。

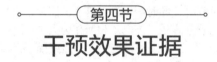

第四节
干预效果证据

基于互联网的人生回顾心理干预的研究日益受到关注，研究对象聚焦老年人群和癌症患者，但干预效果证据较少，有待进一步的原始数据积累。

2009 年学者 Wise 首次提出将电话及计算机辅助的人生回顾干预运用于 11 名癌症患者，探索该模式的适用性。该干预方案包括电话访谈、编辑人生故事手册以及修改、分享手册三个部分。首先，干预者通过电话形式开展以问题引导的人生回顾干预，帮助患者回顾、总结自身经历。随后，研究者根据访谈内容进行加工，编辑个性化的人生回顾手册，患者可以自主修改，添加图片、美化手册，并通过"我的人生故事"在平台上进行分享。干预结束后，研究者将最终版本的人生手册刻成 CD 赠送给患者，同时发送电子档以供他们在个人主页上展示。参与该研究的患者表明，人生回顾使他们得以表达既往未曾表露的情感，帮助他们审视自己的人生，从而发现人生价值感和生命意义感。人生回顾手册最受患者喜爱，认为其非常有意义、有价值。研究还发现，晚期癌症患者具有较强情感需求，可以将故事、诗歌等融入人生回顾干预。该研究的创新之处在于通过电话开展人生回顾访谈，并借助网络平台修改、美化和分享人生回顾手册。研究表明，该模式的人生回顾对癌症人群具有适用性，但年龄高于 70 岁的癌症患者在平台操作方面需要工作人员和家人给予支持和帮助。2010 年学者 Wise 将前期构建的方案应用于 68 名癌症患者，以探索该方案的应用情况及对癌症患者压力和心理健康的影响。干预后 2 个月的结果表明，半数患者分享自己的人生故事手册并建立个人社交网络；大多数患者对该人生回顾方案表示满意。该研究是第一个将人生回顾访谈与线上社交网络相结合的随机对照试验。但该研究目前以摘要形式发表，未提供量性资料结果，也未明确对癌症患者心理精神的效果。

2012 年学者 Preschl 设计了以计算机为辅助手段的人生回顾对 36 名抑郁老年人症状改善的随机对照试验。该试验分为 6 次干预，每周 1 次，每次持续 60～90min。干预措施包括面对面人生回顾访谈以及 Bulter 系统操作两个步骤。面对面人生回顾访谈中，干预者依据 Haight 引导性问题进行引导，帮助老年人回顾正性事件和负性事件，对负性事件进行剖析、重整。Bulter 系统是 2009 年学者 Botella 等人结合 Haight 和 Bulter 人生回顾研究而设计的针对老年人的电子健康系统，对提高老年人积极情绪、降低负面情绪具有积极作用。Bulter 系统操作中，老年人练习正念减压训练、放松训练，记录人生重要事件，形成人生故事手册。研究结果表明，实验组相对于对照组在抑郁、自尊方面有所改善。该研究的创新之处在于借助老年人电子化系统开展人生回顾，指导老年人诱导积极情绪，同时制作人生故事手册，为自己及家庭留下宝贵的精神遗产。不足之处在于样本量小，作为论证媒体辅助的人生回顾效果的证据力度还不够强；研究对象为有抑郁症状的老年人，对其他老年人情绪的改善没有深入探讨。同时，面对面人生回顾访谈仅仅采用引导性问题，引导方式单一；借助 Bulter 系统记录人生故事，需要考虑研究对象的书写能力。

2014 年学者 Lamers 设计了一项网络指导下的自助式人生回顾对抑郁、焦虑改善的短期和长期效果的随机对照试验。174 名中度抑郁症状的成年人随机分为人生回顾组、写作组和等待对照组。人生回顾组需要填写人生回顾手册并进行健康训练。该干预分为 7 个阶段进行。前 4 个阶段，研究对象根据人生回顾手册提供的主题如童年、家庭、爱和友谊等回顾自身经历，并记录正性和负性事件；后 3 个阶段，研究对象根据手册自带的健康视频进行训练。他们需要每周向研究团队反馈遇到的问题，研究团队给予及时的回复、解决。写作组也分为 7 个阶段完成干预。研究对象在前 3 个阶段描写负性经历；第 4 个阶段总结前 3 个阶段的内容；第 5、第 6 个阶段注重描述积极体验；最后一个阶段给亲密的人写信。他们同样会收到研究团队成员的反馈。等待对照组则无接受任何干预。所有研究对象于干预前和干预后 3 个月评价，人生回顾组和写作组于干预后 6 个月及 12 个月再次评价。该研究结果显示，与等待对照组相比，人生回顾心理干预能够降低抑郁程度，提高情绪状态和心理健康，干预效果维持 6 ~ 12 个月，远期效果得到验证；而与写作组相比，人生回顾并未显示出更好的干预效果。该研究的创新之处在于以线上指导、研究对象自助的方式开展个体人生回顾。这与学者 Hoffman 以书写人生故事为形式的人生回顾干预类似，但与之相比，该研究由团队成员担任反馈者的角色，能在一定程度上帮助回顾者更好地进行回顾、评价和总结，促进自我整合。但该研究也存在某些不足，例如，无法保证研究对象的依从性；自助式人生回顾效果不如有干预者引导的效果好；对提供反馈的成员进行培训，需花费人力、物力；对研究对象的文化程度如书写能力有要求。

2017 年本研究团队采用非同期对照试验评价基于微信平台的人生回顾心理干预对癌症患者的干预效果。选取福建省某三级甲等综合性医院肿瘤内科癌症患者为研究对象，干预者通过微信视频引导患者回顾一生经历，包括疾病经历、成年时期、未成年时期和人生整合 4 个单元，共干预 6 周，每周 1 次，每次持续 45 ~ 60min。采用实施情况表、操作难度表、满意度调查表评价方案的可行性。于干预前和基线资料收集 6 周后采用 Zung 抑郁自评量表、Herth 希望量表和 Reed 自我超越量表评价干预效果。采用深度质性访谈，对完成干预的患者进行半结构访谈，了解其参与干预的感受，采用内容分析法分析资料。研究结果显示，试验组 44 名患者均登录系统，40 名患者（90.9%）对基于微信平台的人生回顾心理干预感到满意；39 名患者（88.6%）认为操作简单。基于微信平台的人生回顾心理干预能够减轻患者的焦虑、抑郁水平，提高自我超越水平，有助于提升患者的生命意义感和希望水平。质性资料中，患者参与干预的感受提炼出九个主题：赞赏人机交互式干预系统的优势、改善情绪状态、肯定个人价值、获得内在力量、发现外在支持、感悟生命真谛、接受独特人生、拓展生命宽度以及在干预过程中遇到阻碍。

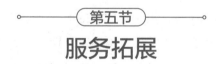

第五节
服务拓展

基于微信平台的人生回顾心理干预技术是在传统人生回顾心理干预的基础上，引入互联网技术，以我国最大的即时通信应用程序——微信为媒介，在改善患者的心理精神健康的同时，为居家癌症康复期患者或居住偏远的患者提供了便利。对于引导者来说，能够减少路途中耗费的时间，从而提高了干预效率。基于微信平台的人生回顾心理干预对癌症患者具有可行性，同时能有效改善癌症患者的心理精神健康，可作为一种心理、精神干预措施应用于社区癌症患者。在临床实践过程当中，需要注意以下几个方面：

一、干预引导者素质要求

人生回顾心理干预引导者可由临床护士、心理治疗师、社会工作者等担任。通过系统学习人生回顾理论知识，进行实践训练与反思，掌握人生回顾心理干预技巧。同时，还必须熟练掌握网络平台操作方法，具备远程心理干预方法和技巧。

二、干预参与者适用范围

在基于微信平台的人生回顾心理干预过程中，患者在访谈前后需进入网络平台阅读人生回顾相关的图片、文字等。因此，该方案适用于经过移动设备基本操作培训，且能独立或在家属的协助下完成网络平台相关操作的患者。临床实践中，本研究团队发现文化程度低的患者很可能无法配合干预，不建议使用。未来人生回顾心理干预方案可考虑加入患者家庭成员的模块，从而扩大基于微信平台人机协同交互式人生回顾心理干预的适用人群，同时提升其成效。

三、电子人生回顾产物制作与使用

人生回顾纸质产物存在不容易长时间保存、不便分享的缺点，建议采用电子化的方式，借助音乐相册工具制作图文并茂并配有音乐的人生相册。干预前，提前告知患者干预过程中需要定期收集其人生经历相关的素材，例如照片或患者喜欢的图片、音视频等，并制作成电子相册回赠予患者，以取得配合。干预后，引导者以患者人生回顾经历作为素材，根据患者个人喜好选择性地记录生命中重要的人物、事件及感悟，并配以相应的图片资源，选取患者喜欢的背景音乐，制作患者的人生回顾电子相册。该电子相册可下载保存，或通过社交媒体软件分享给患者的家人。

四、远程干预中确保个人信息的安全性

随着网络化和社会信息化程度越来越高，个人信息安全尤为重要。在运用基于微信

平台的人生回顾心理干预技术时，首先要加强服务器的安全管理，安装病毒入侵检测系统，安排专业计算机工作人员定时对远程人机协同交互式人生回顾系统进行安全检查，保证服务器以高效、安全、通畅的状态运行。其次，加强患者的安全防范意识，告之其在线干预过程中勿点击系统以外的其他链接。再次，后台管理员应严格按照系统中设置的每位患者资料独立空间，如内容萃取、心灵空间模块，进行分门别类管理，确保患者间的资料互不共享，且以第一人称叙述，减少其个人信息的泄露。此外，为防止发生意外导致数据丢失，定时将患者数据存储在硬盘上备份并加密处理。

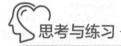 思考与练习

1 请查阅适合引导生老病死主题的音乐、绘本及视频，并说明在人生回顾访谈中如何使用这些素材促进回顾者对敏感主题的访谈。

2 请分析远程人机协同交互式人生回顾系统的优点与缺点，并进一步提出改进的要点与方案。

3 请选择一种社会网络交流媒介，为晚期癌症患者设计一个可接受性、可行性、趣味性的人生回顾访谈方案。

（张小玲）

第十章　癌症患者家庭参与式远程人生回顾

"她一直陪在我的身边，任劳任怨。特别是我生病后，每天想着给我做什么吃的补补身体，每次都盛好等着我来吃。当我要去医院时，她总是起得很早，张罗要带的东西，怕我路上饿着、渴着……我觉得太拖累她了！从以前到现在，都是她照顾我多一点，都没有轻松过。"

——肺癌患者王先生

"不，你没有拖累我。现在最幸福的事情，就是睁开眼，有你在，能够陪你一起吃三餐。你也别光顾说我了，从以前到现在，都是你在外面拼命工作，我和孩子生活上才有保障。前几年我生病了，做了手术，家里大大小小的事情都落在你身上，你既要工作又要照顾我，不眠不休。那时候我才拖累你呢。现在啊，咱们扯平啦……"

——王先生的妻子郑女士

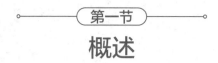

概述

一、中国传统"家"文化

《说文解字》将"家"解释为"居也，从宀"。家是以婚姻和血缘为纽带的基本社会单位，包括父母、子女及生活在一起的其他亲属。它是古往今来人类社会最基本的生存单位。

"家"最早于远古时期形成。在原始社会，人们必须依靠群体生活才能生存，最早的组织是血缘关系组成的氏族部落，这便是家的雏形。经历了上万年的时间，逐步衍化到各部落之间为食物进行互斗。在这个过程中起到最大作用的就是家族，家族是人类生存发展的基本保证。到黄帝时期，成立了国家式的部落联盟体制。对于黄帝来说，天下是一家，由他制定家规、家训，进而形成最早的"家文化"体系。随着社会文明不断发展，先秦的儒家文化强调由己及人，所谓"老吾老以及人之老，幼吾幼以及人之幼"，把国家社会视为一个大家庭，将家庭道德用来处理个人与社会、个人与他人的关系。儒家家庭伦理在整个儒家思想体系中占有重要地位，主要包括家庭至上、重视亲情、家国一体。其中，个人与家庭是基础，以"忠"和"孝"作为纽带，把个人、家庭与社会紧密地结合起来。儒家的家庭伦理思想给中国人提供了为人处世的基本道德准则，促进了个人的身心和谐，进而促进了整个家庭的和谐、社会的和谐。

对于中国人来说，家始终是人们心中的归属，就像烙印一样刻在每一个中国人的心中，像种子一样植根于中国人心里，像血液一样流淌在中国人的身体里。在崇尚人文精神与世俗生活的中国文化中，家具有极高的地位。家的功能表现在两个方面：一是个人的精神家园；二是个人的经济依靠。

首先，家是人们情感和精神上的支柱。家的血缘文化直接导致人们对情感和亲情的关注与重视。中国人最大的精神慰藉来自家庭的情感、陪伴和认同。各种家人亲戚的关系为人们提供情感和精神上的依托，庞大的亲属网络给人以强大的家庭力量的感觉。家庭是个体社会化的枢纽及心灵休憩的港湾。

其次，家庭是一个经济实体。在中国传统家庭中，几代同堂的大家庭实行同居共享财富的制度。因此，传统的家庭伦理在家庭与个人的关系中以家庭为核心，个人则从属于家庭，家庭的命运就是个人的命运。在这种情况下，为了节省家庭经济开支，当家庭成员年老或是生病需要照顾时，他们倾向于选择由家庭成员进行照顾。因此，家庭照顾者是我国社会照顾者的主力军。我国儒家学说始终强调亲情仁爱，提出"血浓于水"。在中国人的传统观念里重团圆，以享受天伦之乐为人生之大喜，提倡"落叶归根"。受中国儒家亲情观和我国传统孝道的影响，对于癌症患者而言，其患病后最直接的支持来源于家庭。无论是检查、诊断、治疗或是接受安宁疗护，家属的支持无不扮演着重要的角色。许多患者家属甚至放弃工作，以亲力亲为地照顾患者的生活起居，同患者共渡难关或是陪伴他们走过人生的最后一程。

二、癌症患者与家庭照顾者的生存质量相互影响

由于疾病治疗不良反应、人际关系、社会及家庭角色改变等多重影响，癌症患者不仅遭受疾病的困扰导致其无法正常生活，还普遍存在焦虑、抑郁等不良情绪，对其生活质量造成严重的影响，也给家庭和社会带来沉重的负担。当前我国医疗服务体系还不够健全，且受中国传统文化观念的影响，居家癌症患者的照顾任务主要由家属承担，不仅承担繁重的护理任务，还承受亲人可能离世的心理压力，常常导致身心俱疲，生存质量降低。我国多项研究表明了家庭照顾者的身心健康及生活状态直接影响晚期癌症患者的治疗效果、生存质量及预后。

三、家庭参与式癌症患者心理干预的发展趋势

研究表明，家庭成员积极参与癌症患者的照护，对患者的疾病康复和心理健康具有积极作用。陈娇对33例宫颈癌患者实施为期6个月的家庭参与式护理干预，即入院后给予患者及其家属信心支持，告知疾病相关知识并加强心理护理，出院后指导家属帮助患者分散注意力、赋权给患者，同时为患者提供环境支持。结果表明，家庭参与式护理干预模式可改善宫颈癌患者不良的心理情绪。近年来，以癌症患者及其家属为干预单元的家庭参与式心理干预发展迅速，例如患者和家属共同接受认知行为治疗、接纳承诺疗法、人际心理治疗以及心理教育治疗。研究表明，家庭参与式心理干预能够提高干预效果，促进癌症患者及照顾者的心理健康。

四、患者单主体人生回顾心理干预面临的挑战

人生回顾被证实是一种有效的心理、精神干预措施。在专业人员的引导下，癌症患者通过回顾过往经历重新认识生活，感受到自己生命的意义和价值，肯定自己良好的品行及对家庭、社会的贡献，从而接纳自己、面对生活，达到自我整合的效果。现有的癌症患者人生回顾心理干预通常采用单向干预模式，即患者单主体接受干预，回顾自身经历。研究表明，单向干预模式下，个体处于静态和被动状态，其主观能动性未能得到有效发挥。以"当事人为主，外界力量为辅"的双向模式能够帮助个体挖掘自身内在潜能，还能为个体提供及时、必要和强有力的外界支持与帮助。既往人生回顾心理干预研究显示，部分患者由于文化程度低、疾病影响等原因需要在家属的协助下进行人生回顾心理干预。家属参与到患者回顾自身经历的过程中，能够帮助患者回忆相关内容、提供情感支持，有利于干预的顺利进行。

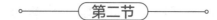

第二节

家庭参与式远程人生回顾心理干预方案的建立

一、理论基础

家庭参与式远程人生回顾心理干预方案的构建是在埃里克森心理社会发展理论与巴特勒人生回顾学说的基础上，引入 Murray Bowen 的家庭系统理论作为理论框架，充分发挥家庭在人生回顾心理干预中的积极作用。

Murray Bowen 的家庭系统理论将家庭看成一个系统，在这一系统中家庭成员之间互相影响和相互作用。家庭作为一个整体，其中任何一个成员的身体状况、情绪发生变化都会对其余人造成一定程度的影响。家庭成员的行为会影响其他成员的行为、认知和情感的变化，也会导致他们对情感、认知和行为的反思。家庭是一个不断运行、保持"平衡"的动态系统，当家庭中发生某种变动时，如家庭成员数量增减、成员自身出现某种变化等，家庭系统原有的运行模式会受到挑战，家庭成员必须调整以保持家庭系统处于"平衡"状态。

根据家庭系统理论，患者及其家庭照顾者是不可分割的整体，人生回顾干预在改善

患者生存质量的同时也会间接影响家庭照顾者的生存质量。让家庭照顾者参与到人生回顾过程中，和患者一起回顾过往的经历，尤其是和患者共同度过的时光和经历的有意义的事件，不仅增进了彼此的情感交流、家庭亲密度和适应性，还可增加家庭照顾者的积极体验，减轻其照顾负担感。

二、干预方案构建方法

以基于微信平台的癌症患者人生回顾心理干预方案为基础，结合人生回顾干预双方的反馈意见，形成基于微信平台的家庭参与式人生回顾干预方案初稿。采用勒温行动研究法，通过 3 轮的行动研究，对基于微信平台的家庭参与式人生回顾干预方案初稿进行论证，形成终稿方案。

（一）基于微信平台的癌症患者人生回顾干预方案

基于微信平台的癌症患者人生回顾干预方案以微信为媒介，通过同步和非同步干预技术对癌症患者进行 4 个单元（未成年经历、成年经历、癌症经历和人生整合）的人生回顾干预。同步网络干预即干预者通过微信在线交流开展一对一视频人生回顾访谈；非同步网络干预即在视频人生回顾干预访谈前后，患者登录人机协同交互式人生回顾系统微信公众平台，与干预者进行不定时互动。该微信公众平台以患者需求为导向进行设计，内置人生回顾干预所需的多种引导性素材，包括"记忆促进""内容萃取""心灵空间""人生荟萃"四大模块，并根据访谈内容制作电子化人生回顾电子相册。

（二）人生回顾干预引导者与回顾者的反馈

本研究团队对癌症患者开展了一系列人生回顾心理干预研究，均对研究对象进行质性访谈以了解研究对象参与人生回顾干预的真实感受和建议。通过汇总人生回顾干预实践双方的意见（表 10-1），并对其进行分析，为构建基于微信平台的家庭参与式人生回顾干预方案提供指导。

表 10-1　人生回顾干预实践双方反馈与提示

编号	反馈来源	存在的问题／建议	原因	拟解决方案
1	干预者	"部分患者性格比较内向，话很少，幸亏家属在我们之间活跃气氛，一直陪伴参与整个过程，他们才能够向我们敞开心扉，信任我们。"	家属的陪伴给患者提供安全感，使其卸下防备心理	开展有家属参与的人生回顾干预
2	干预者	"部分患者由于文化水平不高、疾病和治疗引起的疲劳等原因在操作微信公众平台及表达交流上有困难。"	需要外界的协助	开展有家属参与的人生回顾干预
3	干预者	"在人生回顾干预过程中，部分患者家属不仅乐于与患者一起回顾过往的共同经历，还可对其进行补充。"	家属表现出对人生回顾干预的兴趣	开展有家属参与的人生回顾干预
4	癌症患者	"每次化疗后第2天，人就开始变得不舒服，感觉无力，所以要画家庭树的时候，我只好叫我老伴帮忙了。"	需要外界的协助	开展有家属参与的人生回顾干预
5	癌症患者	"当时你教我用的时候，我觉得不难，并且也学会了。但是不知怎么，回家后就不会了，自己看指南也不会。还好，在我儿子的帮助下，多操作几次也就会了。"	需要外界的协助	开展有家属参与的人生回顾干预
6	癌症患者	"那天跟你聊的时候，我的手有点麻。刚好我女儿来了，就能帮我一起画家庭树啦。"	需要外界的协助	开展有家属参与的人生回顾干预

（三）形成基于微信平台的家庭参与式人生回顾干预方案初稿

在晚期癌症患者人生回顾干预过程中，家庭照顾者可发挥以下作用：家庭照顾者作为"倾听者"，与干预者一起倾听患者的人生经历，进一步增进对患者的了解；家庭照顾者作为"协助者"，一方面可以在患者出现回忆困难或言语表达不清晰等情况时，对患者的访谈内容进行补充、说明和解释。另一方面可以帮助患者操作微信公众平台，促使干预顺利进行；家庭照顾者作为"回顾者"，回顾与患者共同度过或经历的有意义的事情，增进彼此的情感交流和相互支持。综上，初步形成一种以患者为中心、家庭照顾者参与为辅的基于微信平台的家庭参与式人生回顾干预方案（表 10-2）。方案干预时间为 4 周，每周 2 次，每次 45 ～ 60min。

表 10-2　基于微信平台的家庭参与式人生回顾干预方案初稿

要素	项目	研究对象	内容
人生回顾干预访谈	同步网络交流（微信视频通话）	患者	人生回顾干预视频访谈 1. 生病至今 2. 成年时期 3. 未成年时期 4. 人生整合
		家庭照顾者	全程参与陪伴在患者身边 1. "倾听"：与干预者一起倾听患者的人生经历 2. "回顾"：回顾与患者共同经历的有意义的事情 3. "协助"：可以在患者出现回忆困难和语言表达不清晰等情况时，对患者人生回顾干预的访谈内容进行补充、说明和解释
	非同步网络交流	患者	基于微信平台的人机交互式人生回顾系统微信公众平台 1. 记忆促进 2. 内容萃取 3. 心灵空间
		家庭照顾者	"协助"：协助患者操作基于微信平台的人机交互式人生回顾系统微信公众平台
电子化人生回顾干预产物	电子相册"我的一生"	患者	包括患者基本信息及其人生各个阶段的重要事件等，患者和家庭照顾者可以添加喜欢的照片或与主题相关的图片、背景音乐和视频。在干预结束后一天发送给患者和家庭照顾者，留作纪念

（四）基于微信平台的家庭参与式人生回顾干预方案修订

采用勒温行动研究法，建立行动小组，通过典型个案抽样的方法，选取在福建省某综合性三级甲等医院肿瘤内科化疗间歇期的晚期癌症患者及其主要家庭照顾者作为研究对象，通过三轮的"计划—行动—观察—反思"螺旋上升的过程，修订、完善晚期癌症患者基于微信平台的家庭参与式人生回顾干预方案。

1. 第一轮行动研究

（1）**计划**：制订行动方案，明确入选患者和家庭照顾者条件，招募研究对象，对符合纳入标准的患者和家庭照顾者做好相关指导工作（如签署知情同意书、安装使用微信等），确定干预时间，做好干预前准备。

（2）**行动**：干预者招募 5 对晚期癌症患者与家庭照顾者，按照基于微信平台的家庭参与式人生回顾干预方案实施流程，对其进行每周 2 次、为期 4 周的人生回顾干预。

（3）**观察：** 干预结束后收集与分析患者及家庭照顾者访谈资料，了解晚期癌症患者与家庭照顾者对家庭参与式人生回顾干预方案的反馈与建议。对癌症患者访谈资料加以分析，提炼以下主题：①认可家庭照顾者的参与。②家庭照顾者过多表达自身过往经历与体验。患者："我就觉得自己好像没有说完整，断断续续的，她每次都会干扰我，每一次我们聊天的时候我老婆都比我还能说呢，一说能讲半天，等她讲完我就不知道自己该说什么了。"对家庭照顾者访谈资料加以分析，提炼以下主题：①乐于参与患者的人生回顾干预活动。②缺乏活动的角色定位。家庭照顾者："不过你这个研究和微信平台主要是针对患者的，里面可以加一些说明，比如说我们家属具体要干嘛，要怎么和患者一起参与，这样比你跟我们讲更一目了然嘛，每次我们聊天的时候你不提醒我就不会在旁边了，因为我不知道在旁边要干什么啊，还担心我在一旁看着你们会不会影响到你们啊！"

（4）**反思：** 质性资料提取的主题显示，本轮人生回顾心理干预方案存在两个问题。一是家庭照顾者过多表达自身过往经历与体验而打断患者的回顾过程；二是家庭照顾者未明确自身在人生回顾心理干预的角色定位。针对第一个问题，干预者可在干预前向家庭照顾者强调，在访谈中以患者的回顾为中心，请家庭照顾者补充与患者的共同经历。针对第二个问题，拟对人机交互式人生回顾系统微信公众平台进行修订。在该微信公众平台中增设"家庭照顾者"模块，使家庭照顾者明确自身在干预过程中的角色。

2. 第二轮行动研究

（1）**计划：** 通过第一轮行动研究的反思，首次修订基于微信平台的家庭参与式人生回顾干预方案，即家庭参与式人生回顾系统微信公众平台。该微信公众平台的主要内容如下：该平台内置三个自定义菜单："操作指南""患者""家庭照顾者"。"操作指南"详细介绍了该平台操作使用方法。"患者"模块沿用课题组前期构建的基于微信平台的人机协同交互式人生回顾系统的内容。"家庭照顾者"下设 1 个子菜单："人生回顾，我来助力"。其中，"人生回顾，我来助力"包括"技术助力""信息助力""情感助力"。"技术助力"以操作指南和操作视频的形式指导家庭照顾者协助患者操作该微信公众平台；"信息助力"通过设置每单元的引导性问题和课题组前期制作的思维导图协助家庭照顾者对患者进行人生回顾干预的引导和人生思路的梳理；"情感助力"以桑代克的支持疗法为指导，形成家庭照顾者给予患者相应情感支持的内容素材。该模块使家庭照顾者从技术、信息、情感三方面全方位助力于患者人生回顾干预。家庭照顾者需在每单元人生回顾干预视频访谈前后，进入"人生回顾，我来助力"的子菜单，查看相应的内容安排，实现对患者人生回顾干预的助力。

（2）**行动：**干预者第二次招募 5 对癌症患者与家庭照顾者，根据首次修订的基于微信平台的家庭参与式人生回顾干预方案，对其实施每周 2 次、为期 4 周的人生回顾干预，完成第 2 轮的行动。

（3）**观察：**对参与干预的癌症患者及家庭照顾者进行半结构式访谈，了解其对基于微信平台的家庭参与式人生回顾干预方案的反馈与建议。对患者的访谈资料加以分析，提炼以下主题：①家庭参与式人生回顾系统使家庭照顾者明确了自身在活动中的角色。②希望增设抒发照顾经历和照顾体验的空间，某家庭照顾者："其实我们家属内心的压力也是蛮大的，又要照顾患者，又有很多其他的事情，有时候希望有一个出口可以发泄一下！"③希望设置记录干预前后与患者关系变化的空间，某家庭照顾者："我这个性格一直就比较急躁强势，跟你和老婆聊完之后，我也意识到自己在这方面的问题，我的脾气在慢慢变小，遇到事情也会和她商量，不像从前那样了，我老婆看到我的变化也非常开心，这算是我最大的收获吧，我希望能把它写下来，时刻提醒我。"

（4）**反思：**本轮行动研究结果表明，创建的家庭参与式人生回顾系统在实施过程中得到患者和家庭照顾者的认可，但仍存在不足，需对其进行修订。例如，家庭照顾者希望能在微信公众平台上抒发自身照顾经历与感受，缓解照顾压力等。

3. 第三轮行动研究

（1）**计划：**通过对第二轮行动研究结果的反思，再次修订基于微信平台的家庭参与式人生回顾干预方案，在家庭参与式人生回顾系统中"家庭照顾者"子菜单下，新增"照顾历程，感悟人生"模块和"人生回顾，连接你我"模块。"照顾历程，感悟人生"模块为家庭照顾者提供表达照顾经历和照顾感受的内容素材；"人生回顾，连接你我"模块为家庭照顾者提供表述人生回顾干预前后与患者关系变化的内容素材。同时做好行动前准备工作，例如对引导者的培训、确定本轮行动研究开始时间、招募研究对象等。

（2）**行动：**干预者第三次招募 5 对癌症患者与家庭照顾者，根据再次修订的基于微信平台的家庭参与式人生回顾干预方案，对其进行每周 2 次、为期 4 周的人生回顾干预，完成第 3 轮的行动。

（3）**观察：**对参与研究的癌症患者和家庭照顾者进行半结构式访谈，结果显示患者与家庭照顾者均认可家庭参与式人生回顾干预方案，且没有进一步的修订建议与意见。

（4）**反思：**通过三轮的行动研究，形成了患者、家庭照顾者及干预者认可的基于微信平台的家庭参与式人生回顾干预方案（表 10-3）。该方案采取家庭照顾者全程、同步参与的模式，借助微信平台的同步网络交流和非同步网络交流技术引导晚期癌症患者进行人生回顾，分为生病至今、成年时期、未成年时期、人生整合共 4 个单元，每单元分 2 次干预，每次干预 45 ~ 60min，每周干预 2 次，为期 4 周。同步网络交流即干预者、患者与家庭照顾者通过微信视频在线进行人生回顾访谈。非同步网络交流即在人生回顾干预访谈前后，患者和家庭照顾者登录家庭参与式人生回顾系统，分别浏览患者模块和家庭照顾者模块，并可不定时与干预者进行互动。患者模块包括"记忆促进""内容萃取""心灵空间""人生荟萃"；家庭照顾者模块包括"人生回顾，我来助力""照顾历程，感悟人生""人生回顾，连接你我"。

表 10-3　基于微信平台的家庭参与式人生回顾干预方案

次数	单元	干预对象	非同步网络交流（访谈前）	同步交流（视频人生回顾访谈）	非同步网络交流（访谈后）
1 和 2	生病至今（癌症诊断至今）	患者	记忆促进	回顾从疾病诊断后到现在的经历	记忆促进 内容萃取 心灵空间
		家庭照顾者	人生回顾，我来助力：技术助力、信息助力、情感助力 技术助力：操作视频、操作指南 信息助力：引导性问题、思维导图模板 情感助力：倾听、共情、安慰与开导、解释、建议、积极的语言、暗示 照顾历程，感悟人生：图片、引导性问题	回顾患者从疾病诊断后到现在的经历、表达照顾经历与照顾感受	照顾历程，感悟人生：查看访谈内容
3 和 4	成年时期（≥18 岁）	患者	记忆促进	回顾从成年时期到疾病诊断前的经历（绘制家庭树）	记忆促进 内容萃取 心灵空间
		家庭照顾者	人生回顾，我来助力：技术助力、信息助力、情感助力 技术助力：操作视频、操作指南 信息助力：引导性问题、思维导图模板 情感助力：倾听、共情、安慰与开导、解释、建议、积极的语言、暗示	回顾患者从成年时期到疾病诊断前的经历	

续表

次数	单元	干预对象	非同步网络交流（访谈前）	同步交流（视频人生回顾访谈）	非同步网络交流（访谈后）
5和6	未成年时期（＜18岁）	患者	记忆促进	回顾从未成年时期到成年时期的经历	记忆促进内容萃取心灵空间
		家庭照顾者	人生回顾，我来助力：技术助力、信息助力、情感助力 技术助力：操作视频、操作指南 信息助力：引导性问题、思维导图模板 情感助力：倾听、共情、安慰与开导、解释、建议、积极的语言、暗示	回顾患者从未成年时期到成年时期的经历	
7和8	人生整合	患者	记忆促进	回顾一生的经历（绘制生命线）	心灵空间人生荟萃
		家庭照顾者	人生回顾，我来助力：技术助力、信息助力、情感助力 技术助力：操作视频、操作指南 信息助力：引导性问题、疏导型思维导图模板 情感助力：倾听、共情、安慰与开导、解释、建议、积极的语言、暗示 人生回顾，连接你我：图片、引导性问题	回顾患者一生的经历、讲述人生回顾干预前后与患者关系的变化	人生回顾，连接你我：查看访谈内容

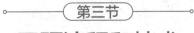

第三节

干预流程和技术

一、单元与涵盖主题

本方案包括生病至今、成年时期、未成年时期、人生整合四个单元（表10-4）。首先回顾生病以来的经历，围绕疾病发生、发展、治疗过程，以及疾病的影响、应对、信仰、命运等主题展开。其次，进入成年时期单元的回顾，主题涵盖婚姻、家庭、孩子、工作、兴趣爱好、关系、艰难和信仰等方面。第三单元回顾未成年时期经历，主要包括家庭、学习、游戏、劳动和食物等方面的主题。最后一个单元为人生整合，即对人生各阶段回顾的总结与评价，通过重温人生回顾过程中提及的重要事件，并对其进行评价，重新审视人生。

表 10-4　基于微信平台的家庭参与式人生回顾干预单元与主题

单元	人生阶段	主题
1	生病至今	疾病、家庭、信仰、命运、死亡
2	成年时期	婚姻、家庭、孩子、工作、兴趣爱好、关系、艰难、信仰
3	未成年时期	家庭、关爱、学习、游戏、良师益友、劳动、食物、困境、成长感受
4	人生整合	重温与评价重要事件，整合人生各个阶段

二、干预流程

（一）干预准备

干预前引导者向癌症患者和家庭照顾者介绍人生回顾心理干预目的、内容及可能的益处与风险等，取得他们的信任，建立良好的关系，以保证研究对象的配合和参与研究的依从性。指导患者和家庭照顾者使用微信软件，包括微信的登录、微信公众平台的操作、微信语音视频对讲、文字发送等功能，同时，检测移动通讯设备的麦克风和摄像头功能。此外，告知患者和家属在操作微信平台遇到困难时，引导者可通过视频、语音或电话方式及时指导解决，保证干预的顺利开展。

（二）干预实施

基于微信平台的家庭参与式人生回顾心理干预方案干预时间为 4 周，每周回顾一个单元，每周 2 次，每次 40 ~ 60min。在人生回顾视频访谈前，引导者提醒患者和家庭照顾者进入家庭参与式人生回顾系统，浏览相应的素材，做好人生回顾访谈的准备。在访谈过程中，家庭照顾者全程陪伴患者，协助干预者实施在线人生回顾访谈。访谈结束后，引导者再次提醒患者和家庭照顾者进入家庭参与式人生回顾系统，可在相应模块留言、评论与表达情感等。

1. 第一单元——生病至今　访谈前，提前告知患者和家庭照顾者本单元访谈内容"生病以来的经历"，邀请他们进入家庭参与式人生回顾系统，浏览相关的图片、视频等素材，熟悉本单元的访谈内容。访谈时，引导者借助人生回顾系统同步交流，与患者、照顾者在线视频人生回顾访谈。通过引导性问题"谈谈您的疾病"，引导患者回顾疾病的发生、发展和治疗的过程，家庭照顾者与引导者共同倾听。随后，引导患者继续回顾生病以来，家人的照顾、信仰等在疾病过程中的作用。家庭照顾者回顾照顾患者的经历与感受，并对患者回顾的经历进行补充。访谈结束后，患者可登录人生回顾系统，浏览"内容萃取"模块的内容，确认本单元的主要访谈内容，若发现遗漏或错误，可随时与引导者联系进行补充与修正；还可以通过"心灵空间"模块留言，表达自己生病以来的感受与感悟，抒发情感。家庭照顾者可登录系统在"照顾历程，感悟人生"模块对自身照顾经历和感受进行留言、评论、补充等（表 10-5）。

表 10-5　第一单元具体实施过程

第一单元：生病至今
1. 提前与患者、家庭照顾者预约视频访谈的时间，提醒他们进入基于微信平台的人生回顾系统，熟悉"生病至今"访谈内容
2. 嘱家庭照顾者协助患者做好准备，如饮用水、打开微信平台、调适视频镜头等
3. 开启视频聊天，在征得患者和家庭照顾者同意后进行录音
4. 首次访谈，引导家庭照顾者进入"家庭照顾者"模块，浏览"生病至今"单元的素材，简要回顾本单元思维导图及引导性问题，使家庭照顾者明确如何参与患者的人生回顾访谈
5. 引导患者、家庭照顾者登录人生回顾系统患者模块，共同浏览"生病至今"单元的素材，如回忆图册《生病以来》，帮助患者打开记忆的闸门
6. 借助引导性问题引导患者进行人生回顾，对正性事件给予积极地肯定，对负性事件引导患者从多角度剖析。在患者回顾过程中，家庭照顾者全程陪伴患者，协助引导者进行人生回顾
7. 引导者总结患者"生病至今"时期的经历，并询问患者和家庭照顾者对于访谈内容有无修改、补充等
8. 访谈结束之际，鼓励家庭照顾者表达自身照顾经历和照顾感受
9. 访谈结束后，告知下一单元回顾成年时期的经历，提醒患者和家庭照顾者提前登录人生回顾系统，熟悉成年时期的访谈内容
10. 引导者整理、上传"生病至今"单元的访谈资料，便于患者和家庭照顾者进入系统查看，并再次回顾与总结。患者可通过系统的"内容萃取""心灵空间"模块对访谈内容进行评论、留言、补充与表达情感。家庭照顾者通过"照顾历程，感悟人生"模块表达照顾经历和照顾感受

2. 第二单元——成年时期 本单元进入成年时期经历的回顾。提前与患者和家庭照顾者预约视频访谈时间，告知访谈主题，提醒其进入人生回顾系统模块，浏览成年时期的素材，熟悉访谈内容。访谈伊始，引导者总结上个单元"生病至今"的经历，并询问患者及家庭照顾者有无补充。随后，引导者依托人生回顾系统同步交流平台，与患者、照顾者进行在线视频人生回顾访谈。请患者回顾成年后发生的重要事件，根据患者的回答，借助引导性问题引导患者回顾工作、家庭、婚姻等成年时期生活事件。家庭照顾者在患者出现回忆困难或语言表达不清时，对患者回顾的内容进行补充、说明和解释。访谈结束后，提醒患者登录人生回顾系统，浏览"内容萃取"模块上该单元的内容，确认访谈内容有无遗漏或错误，可以随时与引导者联系进行补充与修正；还可以通过"心灵空间"模块留言，表达自己对成年时期经历的感受与感悟（表10-6）。

表 10-6　第二单元具体实施过程

第二单元：成年时期
1. 提前与患者、家庭照顾者预约视频访谈时间，提醒其进入基于微信平台的人生回顾系统，熟悉"成年时期"的访谈内容
2. 嘱家庭照顾者协助患者做好人生回顾访谈的准备，如备好水、操作微信平台等
3. 开启视频聊天，在征得患者和家庭照顾者同意后进行录音
4. 引导者总结上一单元"生病至今"的访谈内容，并与患者、家庭照顾者确认
5. 引导患者、家庭照顾者进入人生回顾系统患者模块，浏览"成年时期"的图片、视频，促进患者的回忆
6. 引导者借助引导性问题引导患者回忆与评价婚姻、家庭、工作等成年时期主题的人生经历。在患者回顾过程中，家庭照顾者全程陪伴，协助引导患者进行人生回顾
7. 引导者总结患者成年时期的经历，并询问患者和家庭照顾者内容是否正确，有无补充
8. 访谈结束后，引导者告知下一单元回顾未成年时期的经历，预约时间，提醒患者和家庭照顾者提前熟悉访谈内容
9. 引导者整理、上传患者和家庭照顾者"成年时期"单元的访谈资料，便于其进入人生回顾系统进行查阅，并再次回顾、总结。患者可通过系统的"内容萃取""心灵空间"模块对访谈内容进行评论、留言、补充与表达情感

3. 第三单元——未成年时期 本单元引导患者回顾18岁以前的人生经历，提前告知患者和家庭照顾者人生回顾视频访谈的时间及访谈主题，提醒其进入人生回顾系统，浏览未成年时期的素材，熟悉访谈内容。访谈时，首先简要回顾上一单元"成年时期"的经历，并询问患者及家庭照顾者是否有补充。随后，引导患者浏览未成年时期关于家庭、学习、游戏、劳动和食物等图片，欣赏有关童年或伙伴的歌曲，进入本单元的在线

视频人生回顾访谈。在访谈过程中，家庭照顾者倾听患者的童年、青少年时期的人生经历，必要时对患者回顾的内容进行补充、说明和解释。访谈结束后，引导患者登录人生回顾系统，浏览"记忆促进""内容萃取""心灵空间"模块的内容。在访谈间隔期，患者和家庭照顾者可随时联系引导者就本单元访谈内容进行补充（表 10-7）。

表 10-7　第三单元具体实施过程

第三单元：未成年时期
1. 提前与患者、家庭照顾者预约视频访谈时间，提醒家庭照顾者和患者进入人生回顾系统熟悉"未成年时期"访谈内容
2. 嘱家庭照顾者协助患者进行相应的准备，如备好水、操作微信平台等
3. 开启视频聊天，在征得患者和家庭照顾者同意后进行录音
4. 引导者总结上一单元"成年时期"的访谈内容，并与患者、家庭照顾者确认
5. 引导患者、家庭照顾者进入系统患者模块，浏览"未成年时期"的图片、视频
6. 请患者回顾未成年时期印象最深刻的事情，并借助引导性问题引导患者回忆、评价家庭、学习、伙伴、游戏、劳动等主题的人生经历。在患者回顾过程中家庭照顾者需全程陪伴在患者身旁，协助引导者对患者进行人生回顾干预
7. 引导者总结患者未成年时期的经历并询问患者和家庭照顾者内容是否正确，有无需要补充
8. 访谈结束后，告知下一单元"人生整合"的内容，并预约时间，提醒患者和家庭照顾者提前熟悉访谈内容
9. 引导者整理、上传患者和家庭照顾者"未成年时期"单元的访谈资料，便于其进入系统进行查看，促进其再次回顾、总结。患者可通过系统"内容萃取""心灵空间"模块对访谈内容进行评论、留言、补充、表达情感

4. **第四单元——人生整合**　本单元主要帮助患者回顾一生经历，重温人生重要事件，并对自己的人生进行总结和评价。访谈前，提前告知患者和家庭照顾者视频访谈的时间及访谈主题，提醒其进入人生回顾系统，浏览"人生整合"单元的素材，熟悉访谈内容。访谈时，首先简要回顾上一单元"未成年时期"的经历，并询问患者及家庭照顾者有无补充与澄清。随后，在家庭照顾者的帮助下，引导患者绘制从未成年时期至今的生命线，并借助引导性问题，促进患者回顾、评价人生历程中的重要事件，包括对正性事件给予积极地肯定，对负性事件进行多角度剖析。通过回顾、评价患者一生的经历，帮助其更好地促进自我整合。访谈结束后，患者登录人生回顾系统，确认"内容萃取"模块上关于本单元的访谈内容；进入"心灵空间"模块，表达对亲人或他人的祝福与感恩。家庭照顾者通过"人生回顾，连接你我"模块表达自己参与人生回顾干预前后与患者关系的变化（表 10-8）。

表 10-8　第四单元具体实施过程

第四单元：人生整合
1. 提前与患者、家庭照顾者预约视频访谈时间，提醒他们进入人生回顾系统，熟悉"人生整合"单元的访谈内容
2. 嘱家庭照顾者协助患者做好干预前的准备，如纸、笔、水、打开微信平台等
3. 开启视频聊天，在征得患者和家庭照顾者同意后进行录音
4. 引导者总结上一单元"未成年时期"的访谈内容，并与患者、家庭照顾者确认
5. 引导患者、家庭照顾者进入系统患者模块，浏览"人生整合"单元的图片、视频
6. 引导者指导患者在家属的协助下绘制生命线，通过引导性问题，再次引导患者回顾、评价从未成年时期到现今的经历，帮助其对人生历程中重要事件进行整合
7. 引导者总结患者"人生整合"单元访谈内容，并询问患者和家庭照顾者内容是否正确，有无补充
8. 访谈后，引导者整理、上传患者和家庭照顾者"人生整合"单元访谈资料，便于其进入系统进行查阅，并再次回顾、总结。患者可通过系统的"内容萃取""心灵空间"模块对访谈内容进行评论、留言、补充、表达情感。家庭照顾者通过"人生回顾，连接你我"模块表达自己参与人生回顾干预前后与患者关系的变化
9. 引导者根据患者与家庭照顾者提供的素材与"内容萃取"访谈内容，初步制作人生回顾产物，邀请患者与照顾者进行修订与补充

（三）干预注意事项

基于微信平台的家庭参与式人生回顾心理干预是一种以患者为中心、家庭照顾者参与为辅的心理干预措施。在干预过程中，家庭照顾者作为倾听者、协助者和回顾者，帮助患者回顾自身经历，促使干预顺利进行。在干预过程中，应注意以下几点：

1. 帮助家庭照顾者明确自身角色定位　基于微信平台的家庭参与式人生回顾系统增设"家庭照顾者"模块，从技术、信息、情感三个方面引导家庭照顾者更好地参与人生回顾过程中。在干预过程中，家庭照顾者全程陪伴，通过倾听、共情、安慰与开导、解释、建议与指导、积极的语言、暗示等给予患者情感支持。

2. 引导家庭照顾者更好地促进患者回顾经历　引导者在干预前应向家庭照顾者强调，在访谈中以患者的人生事件回顾为中心，请家庭照顾者补充与患者的共同经历，避免出现家庭照顾者过多表达自身经历与体验，而打断患者的人生经历回顾。在家庭照顾者讲述结束后，可通过引导性问题"刚才我们一起倾听了您家人在这段时期的经历，那您当时的处境是怎样的？"启发患者联想、思考，促进其回顾。

3. 邀请患者和家庭照顾者参与制作人生回顾产物　干预结束后，引导者根据患者人生各个阶段的重要事件，制作人生回顾产物——"我的一生"电子相册，以表示对他们参与研究的珍视与感谢。人生回顾电子相册制作过程中，可邀请患者和家庭照顾者添加喜欢的照片、图片、背景音乐和视频，增进患者和家庭照顾者之间的交流。

第四节

干预效果证据

近年来，家庭参与式心理干预的研究呈现上升的趋势，但癌症患者家庭参与式人生回顾研究还是一个崭新的领域，其干预效果的实证证据极少。

学者 Allen 于 2008 年率先设计了一项生命晚期患者和家庭照顾者共同参与的"遗物制作"干预方案。该干预方案包括三个阶段，每周完成一个阶段的干预内容。第一阶段，干预者首先通过引导性问题分别引导患者和家庭照顾者回忆共同度过的美好时光，再对患者和家庭照顾者的共同经历进行整合，以文字的形式呈现。第二个阶段，患者和家庭照顾者从剪贴簿、相册、食谱、录音带和录影带等遗物中选择一个遗物，按照遗物参与者笔记本上的要求和干预者的指导下共同制作患者的遗物。第三个阶段，干预者引导患者和家庭照顾者对干预方案做出评价，并鼓励其继续制作其他遗物，并与其他家庭成员分享。该研究共选取 31 对生命晚期居家患者与家庭照顾者作为研究对象，随机分为对照组和试验组，对试验组进行遗物制作的干预，对照组进行电话情感支持，研究结果发现"遗物制作"干预减轻了试验组家庭照顾者的照顾负担，促进了患者的精神健康，增进了患者和家庭照顾者的情感交流。该研究的特色是结合生命晚期患者身心特点，设计以"遗物制作"为主要内容的人生回顾干预方案，同时引入家庭照顾者的参与。但该研究选取的 31 名研究对象中，只有 3 名是晚期癌症患者，且只对其中 2 名癌症患者进行干预，其作为验证晚期癌症患者家庭参与式人生回顾干预效果的证据不足，还需要大样本的随机对照试验做进一步验证。

2018 年肖惠敏教授的团队结合家庭支持与互联网的优势，构建了基于微信平台的家庭参与式人生回顾心理干预方案。采用随机对照试验评价该方案对癌症患者和家庭照顾者的干预效果。选取福建省某三级甲等综合性医院肿瘤内科晚期癌症患者及其家庭照顾者 46 对，随机分为试验组 25 对和对照组 21 对。对照组给予常规照护，试验组在常规照护的基础上给予基于微信平台的家庭参与式人生回顾干预方案。干预前后采用彭美慈教授研发的晚期癌症患者生存质量量表和 Olson 家庭亲密度和适应性量表初步评价基于微信平台的家庭参与式人生回顾干预方案对患者的干预效果；采用 Cohen 晚期癌症患者家庭照顾者生存质量量表、Zarit 照顾负担量表和 Olson 家庭亲密度和适应性量表评价家庭参与式人生回顾干预方案对家庭照顾者的干预效果。采用深度质性访谈，对参与人生回顾干预的患者与家庭照顾者进行半结构访谈，了解其参与人生回顾干预的感受，采用质性内容分析法对访谈资料进行分析。量性研究结果显示，家庭参与式人生回顾干预方案能提高晚期癌症患者和家庭照顾者的生存质量、家庭亲密度和适应性，减轻家庭照顾者的照顾负担。深度质性访谈结果表明，患者喜欢家庭参与式人生回顾，认为干预有助于增进与家庭照顾者的关系，表达对家庭照顾者的感恩与情感支持。家庭照顾者认可家庭参与式人生回顾干预活动，表示干预让他们更珍惜与患者的时光、感恩患者对家庭的贡献、增进与患者的关系及释放照顾压力。

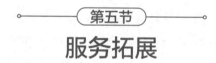

第五节

服务拓展

基于微信平台的家庭参与式人生回顾干预方案具有两大特点：一是采用患者和家庭照顾者双主体干预模式，以患者为中心，家庭照顾者参与为辅，引导家庭照顾者参与患者回顾过往经历，有助于增进彼此的情感交流，提高家庭亲密度和适应性，增加家庭照顾者的积极体验，提高其生活质量。二是借助互联网优势，依托国内最大的即时通信程序微信，实现跨时间、跨地域的居家护理心理干预。该干预方案可融入基于医院的延续性护理或基于社区的家庭护理中，为癌症患者与家庭照顾者提供心理支持。在临床实践中需要注意以下几点：

一、人生回顾心理干预引导者素质要求

除了具备人生回顾心理干预技巧、远程心理干预方法外，人生回顾心理干预实施者还要与家庭照顾者建立良好的关系，对其进行指导、培训，帮助照顾者更好地发挥倾听者、协助者和回顾者的作用。

二、保证患者在人生回顾活动的中心地位

虽然本方案采用患者和家庭照顾者双主体干预，但以患者为中心，重点在于引导患者回忆、评价与整合一生的经历，帮助其解决人生最后阶段的心理社会危机。

三、发挥家庭照顾者在人生回顾活动的辅助作用

在人生回顾活动中，家庭照顾者全程参与人生回顾心理干预，旨在提高患者干预的依从性与有效性。在干预前，协助患者浏览非同步交流模块，促进患者做好人生回顾的准备。在干预中，为患者提供技术、信息和情感支持。干预后，提供人生回顾产物制作的素材，协助引导者制作患者电子化人生回顾相册，并与其他家庭成员分享。

思考与练习

1 请根据本章章首中王先生的回顾和郑女士的陈述，您认为郑女士在人生回顾中充当何种角色，起到什么作用？

2 假设您是人生回顾者的家属，你会如何协助引导者开展家庭参与式人生回顾访谈？

3 假设您是晚期癌症人生回顾者，你最希望引导者开展哪些主题的访谈？通过访谈你期望达到怎样的效果？

（孙丽军　张小玲）

参考文献

[1] 陈向明. 质的研究方法与社会科学研究 [M]. 北京：教育科学出版社，2000.

[2] 范可. "音"之于"人"与"人"之于"音"——关于音乐之人类学探索之探索（上）[J]. 南京艺术学院学报（音乐与表演版），2020，43（1）：7-15.

[3] 韦琦，毕清泉，胡成文，等. 成年癌症病人人生回顾访谈引导问题的构建 [J]. 护理研究，2019，33（3）：477-481.

[4] CHEN G F, LIU L L, CUI J F, et al. Life review therapy enhances mental time travel in patients with schizophrenia [J]. Psychiatry Res, 2017, 258:145-152.

[5] HAIGHT B K, HAIGHT B S. The handbook of structured life review[M]. Baltimore: Health Professions Press, 2007.

[6] ZHANG X, XIAO H, CHEN Y. Effects of life review on mental health and well-being among cancer patients: a systematic review[J]. Int J Nurs Stud, 2017, 74: 138-148.

[7] CHEN Y, XIAO H M, ZHENG J W, et al. Effects of a mind map-based life review programme on psychospiritual well-being in cancer patients undergoing chemotherapy: a randomised controlled trial[J]. European Journal of Cancer Care, 2020, 29 (3): e13221.

[8] ZHANG X L, XIAO H M, CHEN Y. Evaluation of a WeChat-based life review programme for cancer patients: a quasi-experimental study[J]. Journal of Advanced Nursing, 2019, 75(7): 1563-1574.

[9] HENDRICK J. The meaning of reminiscence and life review[M]. London: Routledge, 2019.

59检